BLAUPAUSE ZUR UMKEHRUNG VON HERZKRANKHEITEN:

NATÜRLICHE STRATEGIEN FÜR EINE DAUERHAFTE HERZGESUNDHEIT DURCH ERNÄHRUNG, BEWEGUNG UND LEBENSSTIL

Cassandra D. Naylor

Copyright © 2024 von Cassandra D. Naylor . Alle Rechte vorbehalten. Dieses Buch oder Teile davon dürfen ohne ausdrückliche schriftliche Genehmigung des Herausgebers weder reproduziert noch anderweitig verwendet werden, mit Ausnahme der Verwendung kurzer Zitate in einer Buchbesprechung.

INHALTSVERZEICHNIS

EINFÜHRUNG

WARUM HERZKRANKHEITEN RÜCKGÄNGIG GEMACHT WERDEN KÖNNEN

Herzkrankheiten sind nach wie vor eine der häufigsten Todesursachen weltweit, dennoch betrachten viele Menschen sie als unvermeidlichen Teil des Alterns oder als genetisch bedingt. In den letzten Jahren hat jedoch zunehmende Forschung bewiesen, dass Herzkrankheiten gestoppt, behandelt und in vielen Fällen sogar rückgängig gemacht werden können. Indem wir uns auf bestimmte Änderungen des Lebensstils konzentrieren, können wir die Grundursachen von Herzkrankheiten angehen, anstatt nur ihre Symptome zu behandeln. Mit diesem Ansatz können wir das natürliche Gleichgewicht des Körpers wiederherstellen, die entstandenen Schäden verringern und den Grundstein für ein gesünderes Leben legen.

Während Medikamente und chirurgische Eingriffe bei der Behandlung schwerer Herzkrankheiten oft eine entscheidende Rolle spielen , kann ein lebensstilbasierter Ansatz zu bemerkenswerten Verbesserungen führen und in einigen Fällen dazu führen, dass die Patienten weniger von Medikamenten abhängig werden und invasive Eingriffe vermeiden. Dieses Buch bietet einen Leitfaden zur Verbesserung der Herzgesundheit durch Ernährung, Bewegung, Stressbewältigung und nachhaltige Lebensstiländerungen. Diese Tools sind nicht nur für diejenigen gedacht, bei denen bereits eine Herzkrankheit diagnostiziert wurde; sie sind wichtige Strategien für jeden, der seine Herz-Kreislauf-Gesundheit verbessern und ein längeres, aktiveres Leben genießen möchte.

DIE WISSENSCHAFT HINTER LEBENSSTIL UND HERZGESUNDHEIT

Wenn wir die wissenschaftlichen Grundlagen der Umkehrung von Herzkrankheiten verstehen, können wir einen klaren Weg nach vorne finden.

Herzkrankheiten beginnen oft mit Entzündungen und Schäden an der Innenauskleidung der Arterien. Mit der Zeit beginnt sich Plaque – eine Kombination aus Cholesterin, Fetten und anderen Substanzen – anzusammeln, was zu Blockaden führt, die es dem Herzen erschweren, das Blut und den Sauerstoff zu erhalten, die es für eine optimale Funktion benötigt.

Untersuchungen haben gezeigt, dass Veränderungen des Lebensstils – insbesondere Ernährungsumstellungen, regelmäßige körperliche Betätigung und Stressbewältigung – Entzündungen reduzieren, den Cholesterinspiegel verbessern, den Blutdruck senken und die natürlichen Heilungsprozesse des Körpers unterstützen können. Der Körper ist unglaublich widerstandsfähig und kann mit der richtigen Unterstützung sogar einen Teil der Plaqueablagerungen in den Arterien entfernen. Wie wir in diesem Buch untersuchen, ist die „Umkehrung" von Herzerkrankungen keine Zauberei, sondern das natürliche Ergebnis der konsequenten Umsetzung evidenzbasierter Gesundheitsstrategien.

SO VERWENDEN SIE DIESE BLAUPAUSE

Dieses Buch soll Ihnen praktische, umsetzbare Ratschläge geben, die Sie sofort umsetzen können. So können Sie diesen Plan zur Umkehrung von Herzkrankheiten optimal nutzen:

1. **Verstehen Sie zuerst die Grundlagen** : Der erste Teil des Buches führt Sie durch die Grundlagen von Herzerkrankungen, Risikofaktoren und wie sich diese Veränderungen auf Ihr Herz auswirken. Dieser Abschnitt bietet Ihnen eine solide Grundlage, um zu verstehen, warum Änderungen des Lebensstils funktionieren und wie Sie im Laufe der Zeit davon profitieren können.

2. **Nehmen Sie kleine, nachhaltige Änderungen vor** : Wir behandeln verschiedene Lebensstilfaktoren – Ernährung, Bewegung, Stressbewältigung

und mehr. Beginnen Sie mit den Änderungen, die Ihnen machbar erscheinen, und bauen Sie dann auf Ihrem Erfolg auf, wenn Sie die Ergebnisse sehen und spüren.

3. **Wenden Sie Ernährung, Bewegung und Lebensstiländerungen gemeinsam an** : Die Umkehrung von Herzkrankheiten erfordert einen vielschichtigen Ansatz. Dieses Buch betont die Integration gesunder Ernährung, regelmäßiger körperlicher Aktivität und Stressbewältigung in Ihr tägliches Leben. Um es einfacher zu machen, bieten wir Beispiel-Ernährungspläne, Trainingsroutinen und Entspannungstechniken, die alle darauf ausgelegt sind, Ihnen dabei zu helfen, diese Praktiken nahtlos in Ihren Alltag zu integrieren.

4. **Verfolgen Sie Ihren Fortschritt** : Im gesamten Buch empfehlen wir praktische Möglichkeiten, um Ihre gesundheitlichen Fortschritte zu verfolgen. Die Überwachung von Veränderungen Ihres Cholesterinspiegels, Blutdrucks, Gewichts und Ihres allgemeinen Energieniveaus kann als motivierende Erinnerung an Ihren Fortschritt dienen.

5. **Bauen Sie ein Unterstützungssystem auf** : Freunde, Familie oder eine Gemeinschaft zu haben, die Sie auf Ihrem Weg zur Herzgesundheit unterstützen, kann den entscheidenden Unterschied ausmachen. Dieses Buch enthält Einblicke in den Aufbau eines Unterstützungsnetzwerks, die Kontaktaufnahme mit herzgesunden Gemeinschaften und die Suche nach Rechenschaftspartnern, die ähnliche Ziele verfolgen.

Der Weg nach vorn

Die Umkehrung einer Herzerkrankung ist kein Patentrezept und es wird Tage geben, an denen es schwierig ist, auf Kurs zu bleiben. Aber mit der richtigen

Anleitung und Ausdauer ist es ein Ziel, das viele erreicht haben, und Sie können es auch. Denken Sie daran, jede kleine Veränderung, die Sie vornehmen, ist eine Investition in Ihre langfristige Gesundheit und Ihr Wohlbefinden.

Mit diesem Plan lernen Sie nicht nur, wie Sie Herzkrankheiten umkehren oder vorbeugen können, sondern Sie entwickeln auch einen Lebensstil, der es Ihnen ermöglicht, jeden Tag in vollen Zügen zu genießen. Diese Reise beginnt vielleicht mit dem Ziel, Herzkrankheiten umzukehren, aber es geht vielmehr darum, ein lebendiges, energiegeladenes und belastbares Leben zu genießen.

Beginnen wir die Reise zu einem gesünderen Herzen und einem gesünderen Menschen.

TEIL 1: HERZKRANKHEITEN VERSTEHEN

1

WAS IST EINE HERZERKRANKUNG?

ARTEN VON HERZERKRANKUNGEN: ARTERIOSKLEROSE, KORONARARTERIENERKRANKUNG UND MEHR

Herzkrankheiten, oft auch Herz-Kreislauf-Erkrankungen genannt, sind ein weit gefasster Begriff für verschiedene Erkrankungen des Herzens und der Blutgefäße. Obwohl jede Art von Herzkrankheit einzigartige Merkmale aufweist, haben sie alle ein gemeinsames Ergebnis: die Fähigkeit des Herzens, effizient zu arbeiten, wird beeinträchtigt. In diesem Abschnitt werden die häufigsten Arten von Herzkrankheiten vorgestellt, darunter **Arteriosklerose** und **Koronararterienerkrankung** (KHK), und es werden auch andere wichtige Erkrankungen behandelt, die die Herzgesundheit beeinträchtigen.

1. Arteriosklerose

Arteriosklerose ist die Grundlage der meisten Herzerkrankungen

Krankheiten und ist ein Zustand, der durch die Bildung von Fettablagerungen oder Plaques in den Arterienwänden gekennzeichnet ist. Diese Plaques bestehen hauptsächlich aus Cholesterin, Kalzium und anderen Substanzen im Blut, die sich im Laufe der Zeit ansammeln und zur Verengung und Verhärtung der Arterien führen. Wenn die Arterien enger werden, wird der Blutfluss zu lebenswichtigen Organen, einschließlich des Herzens, eingeschränkt, was zu ernsthaften Komplikationen führen kann.

Wichtige Fakten zur Arteriosklerose:

- **Ursachen:** Hohe Werte an Low-Density-Lipoprotein (LDL)-Cholesterin, Bluthochdruck, Rauchen, Diabetes und chronische Entzündungen sind die Hauptursachen.

- **Symptome:** Im Frühstadium oft symptomlos. Symptome wie Brustschmerzen, Kurzatmigkeit und Müdigkeit können auftreten, wenn sich die Arterien deutlich verengen.

- **Komplikationen:** Unbehandelt kann Arteriosklerose zu schweren Komplikationen führen, darunter Herzinfarkt, Schlaganfall und periphere arterielle Verschlusskrankheit (pAVK).

2. Koronare Herzkrankheit (KHK)

Die Koronare Herzkrankheit (KHK) ist die häufigste Form der Herzerkrankung und eine der Hauptursachen für Herzinfarkte. Eine KHK entsteht, wenn die Koronararterien, die den Herzmuskel mit sauerstoffreichem Blut versorgen, aufgrund von Arteriosklerose verengt werden. Diese eingeschränkte Blutzufuhr kann zu Brustschmerzen (Angina pectoris), Kurzatmigkeit und anderen Symptomen führen. Mit der Zeit kann die KHK den Herzmuskel schwächen und zu Herzversagen oder Arrhythmien (unregelmäßiger Herzschlag) führen.

Wichtige Fakten zur koronaren Herzkrankheit:

- **Ursachen:** Wie Arteriosklerose wird CAD häufig durch eine Plaquebildung in den Herzkranzgefäßen verursacht und von Faktoren wie schlechter Ernährung, Bewegungsmangel, Rauchen und genetischer Veranlagung beeinflusst.

- **Symptome:** Angina pectoris (Brustschmerzen) ist das häufigste Symptom, zusammen mit Kurzatmigkeit und in schweren Fällen einem Herzinfarkt.

- **Komplikationen:** Eine KHK kann, je nach Ausmaß der Blockade der Herzkranzgefäße, zu einem Herzinfarkt, einer Herzinsuffizienz oder Herzrhythmusstörungen führen.

3. Herzversagen

Herzinsuffizienz, auch kongestive Herzinsuffizienz genannt, tritt auf, wenn der Herzmuskel geschwächt wird und das Blut nicht mehr effizient durch den Körper pumpen kann. Im Gegensatz zu KHK, bei dem der Blutfluss zum Herzen beeinträchtigt wird, bezeichnet Herzinsuffizienz die verminderte Fähigkeit des Herzens, seine Hauptfunktion zu erfüllen. Sie kann durch verschiedene Erkrankungen verursacht werden, darunter Bluthochdruck, Diabetes und KHK, die den Herzmuskel im Laufe der Zeit übermäßig belasten.

Wichtige Fakten zur Herzinsuffizienz:

- **Ursachen:** Bluthochdruck, koronare Herzkrankheit, Diabetes und Erkrankungen, die den Herzmuskel schädigen oder überbeanspruchen.

- **Symptome:** Müdigkeit, Schwellungen in den Beinen, Kurzatmigkeit und Schwierigkeiten bei körperlichen Aktivitäten.

- **Komplikationen:** Eine Herzinsuffizienz kann zu Organschäden, Herzrhythmusstörungen und Flüssigkeitsansammlungen in der Lunge führen, was die Lebensqualität erheblich beeinträchtigt und das Risiko eines Krankenhausaufenthaltes erhöht.

4. Arrhythmien

Arrhythmien sind Herzrhythmusstörungen, die auftreten, wenn die elektrischen Impulse im Herzen nicht richtig funktionieren, was zu unregelmäßigem, zu schnellem oder zu langsamem Herzschlag führt. Arrhythmien können harmlos bis lebensbedrohlich sein und die Fähigkeit des Herzens, Blut effektiv zu pumpen, beeinträchtigen, was zu Symptomen wie Herzklopfen, Schwindel und in schweren Fällen zu Herzstillstand führen kann.

Wichtige Fakten zu Arrhythmien:

- **Arten:** Zu den häufigsten Arrhythmien zählen Vorhofflimmern (unregelmäßiger Herzschlag), Bradykardie (langsamer Herzschlag) und Tachykardie (schneller Herzschlag).

- **Ursachen:** Bluthochdruck, Herzinfarkte, Elektrolytstörungen und strukturelle Veränderungen des Herzens.

- **Symptome:** Herzklopfen, Schwindel, Ohnmacht und Brustschmerzen. Schwere Herzrhythmusstörungen können zu einem plötzlichen Herzstillstand führen.

- **Komplikationen:** Bestimmte Herzrhythmusstörungen erhöhen das Risiko für Schlaganfall, Herzversagen und plötzlichen Herztod.

5. Periphere arterielle Verschlusskrankheit (pAVK)

Periphere arterielle Verschlusskrankheit beeinträchtigt den Blutfluss zu

die Extremitäten, insbesondere die Beine und Arme, aufgrund der Verengung der Arterien außerhalb des Herzens und des Gehirns. Wie CAD wird PAD normalerweise durch Arteriosklerose verursacht. Eine verringerte Durchblutung bei PAD kann Beinschmerzen, Taubheit und in schweren Fällen Gewebeschäden aufgrund von Sauerstoffmangel verursachen, was das Risiko von Infektionen und Komplikationen erhöht.

Wichtige Fakten zur peripheren arteriellen Verschlusskrankheit:

- **Ursachen:** Arteriosklerose, Bluthochdruck, Diabetes und Rauchen sind wesentliche Risikofaktoren.

- **Symptome:** Beinschmerzen beim Gehen (Claudicatio), Taubheitsgefühl, schwacher Puls und in schweren Fällen nicht heilende Wunden.

- **Komplikationen:** PAVK kann zu einer kritischen Extremitätenischämie (starke Einschränkung des Blutflusses) führen, wodurch sich, wenn die Erkrankung unbehandelt bleibt, das Amputationsrisiko erhöht.

6. Herzklappenerkrankung

Eine Herzklappenerkrankung tritt auf, wenn eine oder mehrere Herzklappen – die für die Steuerung des Blutflusses zwischen den Kammern verantwortlich sind – beschädigt werden oder nicht mehr richtig funktionieren. Dieser Zustand kann durch genetische Faktoren, Infektionen wie rheumatisches Fieber oder andere Krankheiten, die die Herzgesundheit beeinträchtigen, verursacht werden. Beschädigte Klappen können sich entweder nicht vollständig öffnen (Stenose) oder undicht sein (Regurgitation), was den Blutfluss beeinträchtigt und Symptome verursacht.

Wichtige Fakten zu Herzklappenerkrankungen:

- **Ursachen:** Geburtsfehler, Infektionen, Bluthochdruck oder der natürliche Alterungsprozess.

- **Symptome:** Kurzatmigkeit, Müdigkeit, unregelmäßiger Herzschlag und Schwellungen in den Beinen.

- **Komplikationen:** Unbehandelt können Herzklappenerkrankungen zu Herzversagen, Herzrhythmusstörungen und Blutgerinnseln führen.

7. Angeborene Herzfehler

Angeborene Herzfehler sind strukturelle Anomalien des Herzens, die bei der Geburt vorhanden sind. Diese können von kleineren Problemen reichen, die sich von selbst lösen, bis hin zu komplexen Erkrankungen, die eine Operation erfordern. Fortschritte in der medizinischen Behandlung haben die Überlebensraten von Menschen mit angeborenen Herzfehlern deutlich verbessert, sodass viele von ihnen ein gesundes und erfülltes Leben führen können.

Wichtige Fakten zu angeborenen Herzfehlern:

- **Arten:** Zu den häufigsten Arten gehören Löcher im Herzen, Behinderungen des Blutflusses und Fehlbildungen der Herzklappen.

- **Ursachen:** Genetische Faktoren, Umwelteinflüsse während der Schwangerschaft und Gesundheitszustand der Mutter.

- **Symptome:** Variieren je nach Art des Defekts, können aber Atembeschwerden, Zyanose (bläuliche Haut) und Müdigkeit umfassen.

- **Komplikationen:** Schwere Defekte können bei unsachgemäßer Behandlung zu Herzversagen, Atemproblemen und verzögerter körperlicher Entwicklung führen.

Herzkrankheiten haben keine einzelne Ursache, sondern werden durch ein komplexes Zusammenspiel von genetischen und Umweltfaktoren beeinflusst. Während manche Menschen eine genetische Veranlagung zu Herzkrankheiten haben, spielen Lebensstil und Umweltfaktoren eine bedeutende Rolle dabei, ob diese genetische Veranlagung zu tatsächlichen Herzproblemen führt oder nicht. In diesem Abschnitt untersuchen wir, wie Genetik und Umwelt die Herzgesundheit beeinflussen, und diskutieren Möglichkeiten zur Risikominderung, selbst für Personen mit einer familiären Vorgeschichte von Herzkrankheiten.

1. Genetik und Herzkrankheitsrisiko

Genetik ist ein wesentlicher Faktor bei Herzerkrankungen. Studien zeigen, dass eine familiäre Vorgeschichte von Herzerkrankungen, insbesondere bei nahen Verwandten wie Eltern oder Geschwistern, das Risiko einer Person erhöht, ähnliche Erkrankungen zu entwickeln. Eine genetische Veranlagung kann zu einer erhöhten Wahrscheinlichkeit für hohen Cholesterinspiegel, Bluthochdruck und bestimmte strukturelle Anomalien des Herzens führen, die zu Herzerkrankungen beitragen. Es ist jedoch wichtig zu beachten, dass das Vererben einer genetischen Veranlagung nicht bedeutet, dass Herzerkrankungen unvermeidlich sind. Es bedeutet, dass bestimmte Faktoren wie Ernährung, Bewegung und Lebensstil einen stärkeren Einfluss auf diese Personen haben können.

Genetische Komponenten und ihr Einfluss:

- **Cholesterinspiegel:** Bestimmte genetische Mutationen beeinflussen, wie der Körper Cholesterin verarbeitet. So ist beispielsweise familiäre Hypercholesterinämie eine Erbkrankheit, die zu hohen Cholesterinwerten und einem erhöhten Risiko für Arteriosklerose und koronare Herzkrankheit führt.

- **Regulierung des Blutdrucks:** Einige Gene beeinflussen die Regulierung des Blutdrucks, wodurch manche Menschen anfälliger für Bluthochdruck sind. Hoher Blutdruck ist eine der Hauptursachen für Herzkrankheiten und ein häufiges Merkmal, das innerhalb der Familie vererbt wird.

- **Aufbau und Funktion des Herzens:** Angeborene Herzfehler, Kardiomyopathien (Erkrankungen des Herzmuskels) und andere strukturelle Anomalien können genetisch bedingt sein und die Herzfunktion bereits in jungen Jahren beeinträchtigen.

Zwar kann die Anfälligkeit genetisch bedingt sein, doch Studien zeigen, dass sich das Risiko durch den Lebensstil und eine aktive Gesundheitsvorsorge deutlich senken lässt, selbst bei Personen, in deren Familie Herzerkrankungen auftraten.

2. Umweltfaktoren, die die Herzgesundheit beeinflussen

Zu den Umwelteinflüssen zählen Lebensstil, Ernährung, Stress, Umweltverschmutzung und sozioökonomische Faktoren. Im Gegensatz zur Genetik können Umweltfaktoren oft verändert oder kontrolliert werden, um die Herzgesundheit zu verbessern.

Wichtige Umweltfaktoren und ihre Auswirkungen:

- **Ernährung und Nährstoffe:** Eine schlechte Ernährung mit hohem Anteil an gesättigten Fetten, Transfetten, raffiniertem Zucker und wenig Obst, Gemüse und Vollkorn kann zu hohem Cholesterinspiegel und Arteriosklerose führen. Umgekehrt hat sich gezeigt, dass eine herzgesunde Ernährung mit viel pflanzlichen Lebensmitteln, Vollkorn und magerem Eiweiß das Risiko von Herzerkrankungen senkt.

- **Körperliche Aktivität:** Ein sitzender Lebensstil erhöht das Risiko von Fettleibigkeit, Bluthochdruck und Diabetes, die alle zu den Hauptursachen von Herzerkrankungen zählen . Regelmäßige körperliche Aktivität stärkt das Herz, verbessert die Durchblutung und senkt den Blutdruck.

- **Stresslevel:** Chronischer Stress löst die Ausschüttung von Cortisol und Adrenalin aus, was zu Bluthochdruck und Entzündungen führt, die wiederum Blutgefäße schädigen und die Plaquebildung beschleunigen können. Stressbewältigung durch Achtsamkeit, Bewegung und ausreichende Ruhe kann die Herzgesundheit schützen.

- **Belastung durch Luftverschmutzung:** Studien zeigen, dass eine langfristige Belastung durch Luftverschmutzung, insbesondere Feinstaub (PM2,5), das Risiko von Herz-Kreislauf-Erkrankungen erhöhen kann, da sie Entzündungen, oxidativen Stress und Gefäßschäden verursacht.

- **Sozioökonomischer Status:** Menschen mit niedrigerem sozioökonomischen Status haben möglicherweise nur eingeschränkten Zugang zu gesunder Ernährung, medizinischer Versorgung und Möglichkeiten zur körperlichen Betätigung. Finanzieller Stress und begrenzte Ressourcen tragen häufig zu einer höheren Herzkrankheitsrate in diesen Bevölkerungsgruppen bei.

Durch Berücksichtigung dieser Umweltfaktoren kann jeder Mensch sein Risiko einer Herzerkrankung erheblich senken, unabhängig von seiner genetischen Veranlagung.

3. Das Zusammenspiel von Genetik und Umwelt

Während die Genetik die Grundlage für Herzgesundheitsrisiken bildet, bestimmen Umwelt- und Lebensstilfaktoren weitgehend, wie sich diese genetischen Prädispositionen manifestieren. Beispielsweise kann jemand mit einer genetischen Prädisposition für hohen Cholesterinspiegel durch Ernährung, Bewegung und regelmäßige Gesundheitsuntersuchungen dem Ausbruch einer Herzerkrankung vorbeugen. Dieses Konzept, „Epigenetik" genannt, geht davon aus, dass Gene unsere Gesundheitsrisiken beeinflussen, die Wahl des Lebensstils diese genetischen Tendenzen jedoch aktivieren oder unterdrücken kann.

Wichtige Erkenntnisse zur Wechselwirkung zwischen Genetik und Umwelt:

- **Lebensstil als Modifikator:** Genetische Faktoren können die Anfälligkeit bestimmen, aber Lebensstilfaktoren können das genetische Risiko verstärken oder abschwächen. So kann beispielsweise das Aufhören mit dem Rauchen, eine ausgewogene Ernährung und regelmäßige Bewegung die Wahrscheinlichkeit einer Herzerkrankung drastisch senken, selbst bei genetisch veranlagten Menschen.

- **Überwachung und frühzeitiges Eingreifen:** Personen mit einer familiären Vorgeschichte von Herzerkrankungen sollten sich auf eine frühzeitige Überwachung und vorbeugende Maßnahmen konzentrieren. Regelmäßige Untersuchungen von Blutdruck, Cholesterinspiegel und Blutzucker können helfen, potenzielle Probleme zu erkennen, bevor sie sich zu ernsthaften Erkrankungen entwickeln.

- **Personalisierte Präventionspläne:** Genetische Tests und Auswertungen der Familiengeschichte ermöglichen personalisierte Präventionsstrategien, die auf das spezifische Risikoprofil einer Person zugeschnitten sind. Genetische

Beratung und erweiterte Gesundheitsuntersuchungen können Hochrisikopatienten dabei unterstützen, gezielte Lebensstiländerungen vorzunehmen, um die Herzgesundheit zu schützen.

4. Kontrolle über die Herzgesundheit trotz genetischer Risiken übernehmen

Das Verständnis der Auswirkungen von Genetik und Umwelt auf die Herzgesundheit befähigt den Einzelnen, proaktive Schritte zu unternehmen. Auch wenn die Genetik möglicherweise nicht kontrollierbar ist, können ihre Auswirkungen durch eine gesunde Lebensführung deutlich gemildert werden.

Schritte für eine proaktive Herzgesundheit:

- **Ernährung:** Achten Sie auf eine Ernährung mit wenig gesättigten Fetten, Zucker und Natrium und viel vollwertigen, nährstoffreichen Lebensmitteln.

- **Bewegung:** Treiben Sie gemäß den Gesundheitsrichtlinien mindestens 150 Minuten moderate Bewegung pro Woche.

- **Stressbewältigung:** Legen Sie Wert auf Entspannungstechniken wie Meditation, tiefes Atmen und regelmäßigen Schlaf.

- **Regelmäßige Kontrolluntersuchungen:** Regelmäßige medizinische Kontrolluntersuchungen helfen dabei, frühe Anzeichen von Herz-Kreislauf-Problemen zu erkennen, insbesondere bei Personen, in deren Familie Herzerkrankungen aufgetreten sind.

Durch einen proaktiven Ansatz können Menschen genetische Prädispositionen überwinden, indem sie Umwelt- und Lebensstiländerungen als Mittel zur langfristigen Förderung der Herzgesundheit nutzen. Dieses Verständnis bildet die Grundlage für die in diesem Buch erörterten Strategien, die darauf abzielen,

Herzkrankheiten durch informierte Entscheidungen umzukehren oder zu verhindern.

2

RISIKOFAKTOREN UND WARNSIGNALE

HAUPTRISIKOFAKTOREN: HOHER CHOLESTERINSPIEGEL, BLUTHOCHDRUCK, FETTLEIBIGKEIT

Das Risiko einer Herzerkrankung wird häufig mit dem Lebensstil, der Genetik und bestimmten Gesundheitszuständen in Verbindung gebracht, die Personen anfällig für Herz-Kreislauf-Probleme machen. Zu den kritischsten dieser Risikofaktoren zählen hoher Cholesterinspiegel, Bluthochdruck und Fettleibigkeit. Jeder dieser Faktoren kann für sich genommen das Risiko einer Herzerkrankung erhöhen, aber in Kombination erzeugen sie einen kumulativen Effekt, der die Wahrscheinlichkeit der Entwicklung von Herzerkrankungen deutlich erhöht. In diesem Abschnitt werden wir diese drei Hauptrisikofaktoren im Detail untersuchen und diskutieren, wie sie zu Herzerkrankungen beitragen und welche Schritte unternommen werden können, um ihre Auswirkungen zu mildern.

1. Hoher Cholesterinspiegel

Cholesterin, eine fetthaltige Substanz, die in der Leber produziert und aus bestimmten Nahrungsmitteln gewonnen wird, ist für verschiedene Körperfunktionen unerlässlich, darunter Zellstruktur, Hormonproduktion und Vitamin-D-Synthese. Ein Überschuss an Cholesterin im Blut, insbesondere an Lipoprotein niedriger Dichte (LDL), führt jedoch zu Plaquebildung in den Arterien, einem Zustand, der als Arteriosklerose bekannt ist. Diese Ablagerung schränkt den Blutfluss ein und erhöht das Risiko einer koronaren Herzkrankheit, eines Herzinfarkts und eines Schlaganfalls.

Arten von Cholesterin:

- **Low-Density-Lipoprotein (LDL):** LDL wird oft als „schlechtes Cholesterin" bezeichnet und kann sich an den Arterienwänden ansammeln und zu Verstopfungen führen, die den Blutfluss beeinträchtigen.

- **High-Density-Lipoprotein (HDL):** HDL wird auch als „gutes Cholesterin" bezeichnet und hilft dabei, überschüssiges Cholesterin zur Entsorgung zurück in die Leber zu transportieren und so die Plaquebildung in den Arterien zu verringern.

- **Triglyceride:** Dies ist eine weitere Form von Fett im Blut. Hohe Triglyceridwerte in Kombination mit hohen LDL- und niedrigen HDL-Cholesterinwerten sind mit einem erhöhten Risiko für Herzerkrankungen verbunden.

Ursachen für hohen Cholesterinspiegel:

- **Ernährung:** Lebensmittel mit einem hohen Anteil gesättigter Fette und Transfette, wie frittierte Lebensmittel, rotes Fleisch und verarbeitete Snacks, tragen zu einem Anstieg des LDL-Cholesterins bei.

- **Mangelnde körperliche Aktivität:** Regelmäßige Bewegung hilft, den HDL-Spiegel zu steigern und LDL und Triglyceride zu senken.

- **Genetik:** Erkrankungen wie familiäre Hypercholesterinämie führen aufgrund genetischer Faktoren zu hohen Cholesterinwerten, wodurch es für den Körper schwieriger wird, LDL wirksam aus dem Blut zu entfernen.

Umgang mit hohem Cholesterinspiegel:

o   **Ernährungsumstellung:** Legen Sie Wert auf Lebensmittel mit einem hohen Anteil löslicher Ballaststoffe wie Hafer, Obst und Gemüse, die zur Senkung des LDL-Spiegels beitragen können.

o   **Bewegung:** Treiben Sie regelmäßig Sport, um den HDL-Cholesterinspiegel zu erhöhen und den LDL-Cholesterinspiegel zu senken.

o   **Medikamente:** Bei einer genetischen Veranlagung oder stark erhöhten Cholesterinwerten können Ärzte Statine oder andere cholesterinsenkende Medikamente verschreiben.

2. Hoher Blutdruck (Hypertonie)

Bluthochdruck oder Hypertonie entsteht, wenn die Kraft des Blutes, das gegen die Arterienwände drückt, dauerhaft zu hoch ist. Mit der Zeit verursacht dieser erhöhte Druck Schäden an den Arterien und macht sie weniger elastisch, was wiederum dazu führt, dass sich leichter Plaque bildet und den Blutfluss einschränkt. Bluthochdruck wird oft als „stiller Killer" bezeichnet, da er häufig keine Symptome verursacht, bis er erhebliche Schäden verursacht.

Blutdruckwerte verstehen:

o   **Systolischer Druck:** Dies ist der obere Wert bei der Blutdruckmessung und misst den Druck in den Arterien, wenn das Herz schlägt.

o   **Diastolischer Druck:** Der untere Wert misst den Druck in den Arterien zwischen den Schlägen, wenn das Herz ruht.

o   **Normaler vs. hoher Blutdruck:** Ein normaler Wert liegt bei etwa 120/80 mmHg, während hoher Blutdruck definiert ist als ein Wert, der konstant bei oder über 130/80 mmHg liegt.

Ursachen für Bluthochdruck:

- **Ernährung:** Eine hohe Natriumaufnahme, typischerweise aus verarbeiteten Lebensmitteln, trägt erheblich zu Bluthochdruck bei.

- **Bewegungsmangel:** Ein sitzender Lebensstil führt zu erhöhtem Blutdruck, da körperliche Aktivität zur Erhaltung gesunder Blutgefäße beiträgt.

- **Stress:** Chronischer Stress kann zu vorübergehenden Blutdruckspitzen führen, die mit der Zeit chronisch werden können, wenn sie nicht behandelt werden.

- **Genetische Veranlagung:** Die Familiengeschichte spielt eine Rolle bei der Anfälligkeit für Bluthochdruck, insbesondere in Kombination mit anderen Lebensstilfaktoren.

Umgang mit hohem Blutdruck:

- **Ernährungsumstellung:** Eine Reduzierung der Salzaufnahme, die Vermeidung verarbeiteter Lebensmittel und der Schwerpunkt auf kaliumreichen Lebensmitteln (wie Bananen und Spinat) können zur Regulierung des Blutdrucks beitragen.

- **Regelmäßige Bewegung:** Aerobic-Aktivitäten wie Gehen, Radfahren oder Schwimmen können helfen, den Blutdruck unter Kontrolle zu halten.

- **Stressbewältigung:** Techniken wie Meditation, Yoga und Atemübungen senken wirksam Stress und somit den Blutdruck.

- **Medikamente:** Personen, die ihren Blutdruck nur durch ihren Lebensstil unter Kontrolle halten können, können Medikamente wie ACE-Hemmer, Betablocker und Diuretika verschrieben bekommen.

3. Fettleibigkeit

Fettleibigkeit ist ein Zustand, der durch übermäßiges Körperfett gekennzeichnet ist und häufig durch einen Body-Mass-Index (BMI) von 30 oder höher definiert wird. Fettleibigkeit ist eine der Hauptursachen für Herzerkrankungen, da sie mit hohem Cholesterinspiegel, hohem Blutdruck und Typ-2-Diabetes in Verbindung steht. Überschüssiges Körperfett belastet das Herz, da es härter arbeiten muss, um eine größere Körpermasse mit Blut zu versorgen. Im Laufe der Zeit kann dies zu strukturellen Veränderungen des Herzens und der Blutgefäße führen und das Risiko einer Herzerkrankung erhöhen.

Wie Fettleibigkeit zu Herzerkrankungen beiträgt:

o **Erhöhter Blutdruck:** Übergewicht übt mehr Druck auf die Arterienwände aus, was zu Bluthochdruck führt.

o **Insulinresistenz und Diabetes:** Fettleibigkeit ist ein Hauptrisikofaktor für Typ-2-Diabetes, der das Risiko einer Herzerkrankung erheblich erhöht, indem er die Blutgefäße und Nerven schädigt, die das Herz steuern.

o **Cholesterinspiegel:** Fettleibigkeit kann den Cholesterinstoffwechsel verändern, den LDL-Spiegel erhöhen und den HDL-Spiegel senken, was zur Plaquebildung in den Arterien beiträgt.

- **Ursachen von Fettleibigkeit:**

o **Schlechte Ernährung:** Eine kalorien-, zucker- und fettreiche Ernährung ist der Hauptgrund für die Gewichtszunahme.

o **Mangelnde körperliche Aktivität:** Ein sitzender Lebensstil führt zu einem geringeren Energieverbrauch und einer Gewichtszunahme.

- ○ **Genetik:** Manche Menschen haben eine genetische Veranlagung zu Gewichtszunahme und Fettleibigkeit, insbesondere in Kombination mit Lebensstilfaktoren.

- ○ **Umwelt:** Der Zugang zu erschwinglichen, nahrhaften Lebensmitteln und sicheren Orten für körperliche Betätigung ist ein wichtiger Faktor, da der Mangel an diesen Ressourcen zu einer Gewichtszunahme führen kann.

- **Umgang mit Fettleibigkeit:**

- ○ **Ernährungsumstellung:** Konzentrieren Sie sich auf nährstoffreiche Lebensmittel, Portionskontrolle und die Reduzierung der Aufnahme von Zucker und gesättigten Fettsäuren.

- ○ **Körperliche Aktivität:** Streben Sie mindestens 150 Minuten mäßig intensives Training pro Woche an, um die Gewichtsabnahme zu unterstützen und die Herz-Kreislauf-Gesundheit zu verbessern.

- ○ **Verhaltensänderungen:** Gewichtsverlustprogramme, die Beratung, Zielsetzung und die Verfolgung der Nahrungsaufnahme beinhalten, können sehr effektiv sein.

- ○ **Medizinische Eingriffe:** Bei manchen Menschen können medizinische Eingriffe, darunter verschreibungspflichtige Medikamente oder Operationen, erforderlich sein, um ein gesundes Gewicht zu erreichen und zu halten.

SYMPTOME ERKENNEN: VON DEN FRÜHZEICHEN BIS ZU DEN NOTFALLSYMPTOMEN

Das frühzeitige Erkennen der Symptome einer Herzerkrankung kann lebensrettend sein, da eine rechtzeitige Behandlung eine Verschlechterung des Zustands verhindern und in manchen Fällen sogar Schäden rückgängig machen kann.

Herzerkrankungen können eine Vielzahl von Symptomen aufweisen, von leicht bis schwer, die auf zugrunde liegende Herz-Kreislauf-Probleme hinweisen können. Es ist wichtig, sowohl die Frühwarnzeichen als auch die Notfallsymptome zu kennen, die sofortige medizinische Behandlung erfordern. In diesem Abschnitt untersuchen wir die typischen Symptome einer Herzerkrankung und wie man den Unterschied zwischen Frühindikatoren und dringenderen Anzeichen erkennt.

Frühwarnzeichen

Im Anfangsstadium einer Herzerkrankung treten häufig subtile Symptome auf, die von den Betroffenen übersehen oder anderen Erkrankungen zugeschrieben werden. Das Erkennen dieser Frühwarnzeichen und die Einholung ärztlichen Rats kann zu einem frühzeitigen Eingreifen führen, das ein weiteres Fortschreiten der Krankheit verhindern kann.

- **Müdigkeit** : Müdigkeit ist eines der am häufigsten übersehenen Anzeichen einer frühen Herzerkrankung. Sie kann durch eine verminderte Durchblutung des Herzens verursacht werden. Wenn das Herz nicht mehr effektiv pumpen kann, leitet der Körper Blut von den Muskeln ab, was zu ungewöhnlicher oder anhaltender Müdigkeit führt, selbst nach minimaler Anstrengung.

- **Kurzatmigkeit** : Kurzatmigkeit oder Dyspnoe kann ein frühes Anzeichen einer Herzerkrankung sein, insbesondere wenn sie bei körperlicher Aktivität oder sogar im Ruhezustand auftritt. Dies kann auf eine verminderte Herzfunktion oder frühe Anzeichen einer Herzinsuffizienz hinweisen, da das Herz Schwierigkeiten hat, den Sauerstoffbedarf des Körpers zu decken.

- **Brustbeschwerden** : Dieses Symptom wird oft als Engegefühl, Druck oder Unbehagen in der Brust beschrieben und kann im Anfangsstadium mild sein.

Obwohl es häufig mit Angina pectoris (verminderter Blutfluss zum Herzmuskel) in Verbindung gebracht wird, ist es wichtig, alle unerklärlichen Brustbeschwerden zu behandeln, da sie ein früher Hinweis auf eine koronare Herzkrankheit sein können.

- **Schwellungen in Füßen und Knöcheln** : Diese als Ödeme bezeichneten Schwellungen können auftreten, wenn das Herz das Blut nicht effizient pumpen kann, wodurch sich Flüssigkeit in den unteren Extremitäten ansammelt. Ödeme müssen im Anfangsstadium nicht immer schwerwiegend sein, aber anhaltende Schwellungen erfordern einen Besuch beim Arzt.

- **Herzklopfen** : Herzklopfen oder das Gefühl, dass das Herz rast oder unregelmäßig schlägt, kann auf Arrhythmien oder andere Herzprobleme zurückzuführen sein. Obwohl Herzklopfen auch andere Ursachen haben kann, sollten häufige Episoden untersucht werden, um zugrunde liegende Herz-Kreislauf-Erkrankungen auszuschließen.

Fortgeschrittene Symptome

Mit Fortschreiten der Herzerkrankung werden die Symptome schwerwiegender und erfordern sofortige Aufmerksamkeit. Das Erkennen dieser Anzeichen als Hinweise auf eine ernste Herzerkrankung kann dazu beitragen, lebensbedrohliche Komplikationen zu verhindern.

- **Stärkere Schmerzen oder Beschwerden in der Brust** : Schmerzen, die sich in die Schultern, Arme, den Nacken oder den Rücken ausbreiten, sind oft ein Anzeichen für eine fortgeschrittenere Herzerkrankung oder einen Herzinfarkt. Diese Schmerzen können intensiv und unerbittlich sein, und wenn solche Schmerzen auftreten, ist es wichtig, sofort einen Notarzt aufzusuchen.

- **Starke Kurzatmigkeit** : Erhöhte Atembeschwerden, die bei geringer Anstrengung oder in Ruhe auftreten, können auf Herzversagen oder eine Verschlechterung der Herzerkrankung hinweisen. Kurzatmigkeit, die von Schwitzen, Schwindel oder Brustbeschwerden begleitet wird, erfordert eine sofortige ärztliche Untersuchung.

- **Starke Müdigkeit und Schwäche** : Wenn das Herz Schwierigkeiten hat, den Körper mit ausreichend Blut zu versorgen, führt dies zu extremer Müdigkeit und Schwäche. Betroffene haben möglicherweise Schwierigkeiten, ihre täglichen Aufgaben zu erledigen, oder fühlen sich grundlos erschöpft.

- **Schwindel oder Benommenheit** : Häufiger Schwindel oder Benommenheitsanfälle können ein Zeichen für eine Herzrhythmusstörung oder eine andere Herzfunktionsstörung sein. Wenn die Blutzufuhr zum Gehirn aufgrund einer schlechten Herzfunktion reduziert ist, kann es zu Ohnmachtsanfällen oder Schwindelgefühlen kommen.

- **Anhaltender Husten oder Keuchen** : Besonders wenn dieses Symptom von rosafarbenem oder weißem Auswurf begleitet wird, kann es mit einer Flüssigkeitsansammlung in der Lunge zusammenhängen , einem sogenannten Lungenödem, das auftreten kann, wenn das Herz nicht mehr in der Lage ist, das Blut wirksam zu pumpen.

Notfallsymptome eines Herzinfarkts

Ein Herzinfarkt oder Myokardinfarkt ist ein lebensbedrohlicher Zustand, der sofortiges medizinisches Eingreifen erfordert. Wenn man die Symptome eines Herzinfarkts kennt, kann man so schnell wie möglich Hilfe suchen, was den Ausgang erheblich beeinflussen kann.

- **Drückende Brustschmerzen** : Brustschmerzen während eines Herzinfarkts sind ein typisches Zeichen eines Herzinfarkts und sind normalerweise stark und fühlen sich wie Druck oder Beklemmung an. Diese Schmerzen können in den linken Arm, die Schulter, den Nacken oder den Kiefer ausstrahlen und mehrere Minuten anhalten oder kommen und gehen.

- **Kalter Schweiß** : Plötzlicher kalter Schweiß kann einen Herzinfarkt begleiten, insbesondere in Verbindung mit Brustschmerzen oder Übelkeit. Kalter Schweiß kann ein Anzeichen für die Reaktion des Körpers auf extremen Stress sein und sollte nicht ignoriert werden.

- **Übelkeit und Erbrechen** : Übelkeit und Erbrechen werden oft mit Magenproblemen verwechselt, treten aber besonders häufig bei Herzinfarkten bei Frauen auf. Sie verspüren möglicherweise ein Magenverstimmungsgefühl in Kombination mit starker Müdigkeit oder Brustbeschwerden.

- **Plötzlicher Schwindel oder Ohnmacht** : Bei einem Herzinfarkt mit reduziertem Blutfluss können sich Betroffene benommen oder ohnmächtig fühlen. Dieses Symptom ist ein Warnsignal, insbesondere in Kombination mit Brustschmerzen oder Kurzatmigkeit.

- **Schneller oder unregelmäßiger Herzschlag** : Bei einem Herzinfarkt kann das Herz anfangen, schnell oder unregelmäßig zu schlagen. Diese Arrhythmie wird durch eine Schädigung des Herzmuskels verursacht und kann zu weiteren Komplikationen führen, wenn sie nicht sofort behandelt wird.

Wann Sie sofort einen Arzt aufsuchen sollten

Es ist wichtig, den Unterschied zwischen frühen und Notfallsymptomen zu erkennen, aber es ist immer besser, auf Nummer sicher zu gehen. Bei unerklärlichen Brustschmerzen, starker Kurzatmigkeit, starker Müdigkeit oder Anzeichen eines Herzinfarkts sollten Sie einen Arzt oder eine Notaufnahme aufsuchen. Ein frühes Eingreifen kann den Unterschied zwischen einer vollständigen Genesung und langfristigen Komplikationen bedeuten. Daher ist es für die Herzgesundheit von entscheidender Bedeutung, zu wissen, wann gehandelt werden muss.

3

WIE HERZERKRANKUNGEN FORTSCHREITEN

ARTERIENABLAGERUNGEN UND BLOCKADEN VERSTEHEN

Arterienplaque und -blockaden spielen eine zentrale Rolle bei der Entwicklung und dem Fortschreiten von Herzerkrankungen. Plaqueablagerungen in den Arterien schränken den Blutfluss allmählich ein, was das Herz belastet und die Sauerstoffversorgung verschiedener Körperteile, insbesondere lebenswichtiger Organe wie Gehirn und Herz, verringert. Um zu verstehen, wie sich Herzerkrankungen entwickeln, ist es wichtig zu verstehen, was Arterienplaque ist, wie es sich bildet und welche erheblichen Auswirkungen es im Laufe der Zeit auf das Herz-Kreislauf-System hat.

Was ist arterielle Plaque?

Arterienplaque ist eine klebrige, fettige Substanz, die sich an den Innenwänden der Arterien ansammelt. Plaque besteht aus Cholesterin, Fetten, Kalzium und zellulären Abfallprodukten, die mit der Zeit aushärten – ein Prozess, der als Arteriosklerose bekannt ist. Die Plaque bildet sich entlang der Innenwände der Arterien und verengt den Durchgang, durch den das Blut fließt. Wenn der Durchgang verengt ist, muss das Herz härter arbeiten, um Blut durch diese verengten Arterien zu pumpen, was den Blutdruck erhöht und das Herz-Kreislauf-System belastet.

Die Plaquebildung beginnt oft, wenn die Innenauskleidung der Arterie, das sogenannte Endothel, beschädigt ist. Diese Schädigung kann durch Bluthochdruck, Rauchen, Diabetes oder erhöhte Cholesterinwerte verursacht werden. Sobald das

Endothel beschädigt ist, können Cholesterin und andere Fette im Blutkreislauf in die Arterienwand eindringen, sich im beschädigten Bereich ansammeln und den Prozess der Plaquebildung auslösen.

Der Prozess der Plaquebildung

Die Bildung von Plaque ist ein schleichender Prozess, der normalerweise Jahre dauert, aber schon früh im Leben beginnen kann. So entsteht und entwickelt sich Plaque:

1. **Endothelverletzung** : Die Bildung arterieller Plaques beginnt mit einer Verletzung des Endothels. Faktoren wie Rauchen, Bluthochdruck, hoher Cholesterinspiegel und Diabetes tragen zu dieser Schädigung bei. Die beschädigten Endothelzellen lösen eine Entzündungsreaktion aus.

2. **Fettstreifen** : Wenn die Arterie beschädigt ist, dringt Low-Density-Lipoprotein (LDL)-Cholesterin in die Arterienwand ein und beginnt sich anzusammeln. Dies führt zur Bildung von „Fettstreifen" in der Arterie, die die ersten sichtbaren Anzeichen für Plaquebildung sind. Weiße Blutkörperchen, sogenannte Makrophagen, versuchen, das LDL-Cholesterin zu entfernen, werden jedoch Teil der Plaque, wenn sie das Cholesterin absorbieren und zu sogenannten „Schaumzellen" werden.

3. **Plaquebildung** : Wenn sich Fettstreifen ansammeln, bilden sie größere Ablagerungen, die mit der Zeit dicker werden, da sich Kalzium, Fette und Bindegewebe auf dem Fettkern ansammeln. Dadurch entsteht die reifere Form der Plaque, die die Arterie erheblich verengt.

4. **Arterienverkalkung** : Mit der Zeit verkalkt der Plaque, wodurch die Arterien verhärten und weniger flexibel werden. Diese Verhärtung

verhindert, dass sich die Arterien leicht ausdehnen und zusammenziehen, was den Blutfluss einschränkt und das Herz zusätzlich belastet, da es Blut durch verengte Gefäße pumpen muss.

Arten von Plaque

Arterienplaques können in ihrer Zusammensetzung und Stabilität variieren, wobei einige Arten größere Risiken bergen als andere.

- **Stabile Plaque** : Stabile Plaques sind von einer dicken Faserschicht bedeckt, die verhindert, dass sie leicht reißen. Obwohl sie den Blutfluss immer noch einschränken, ist die Wahrscheinlichkeit eines plötzlichen Herzinfarkts oder Schlaganfalls geringer, da sie weniger anfällig für Risse sind.

- **Instabile Plaque** : Instabile Plaques haben eine dünne, faserige Kappe, wodurch sie anfälliger für Risse sind. Wenn instabile Plaques reißen, kann sich an der Stelle ein Blutgerinnsel bilden, das die Arterie vollständig verstopfen und zu einem Herzinfarkt oder Schlaganfall führen kann. Instabile Plaques sind im Allgemeinen gefährlicher, da sie zu plötzlichen, lebensbedrohlichen Ereignissen führen können.

Wie Plaque den Blutfluss und das Herz beeinflusst

Wenn sich Plaque in den Arterien bildet, wird der Blutfluss eingeschränkt, was bedeutet, dass weniger sauerstoffreiches Blut Organe und Gewebe erreichen kann. Das Herz ist besonders anfällig, da es auf die Koronararterien angewiesen ist, um sein eigenes Muskelgewebe mit Blut zu versorgen.

- **Reduzierte Sauerstoffversorgung** : Wenn Plaque den Blutfluss in den Herzkranzgefäßen einschränkt, erhält der Herzmuskel in Zeiten erhöhten Sauerstoffbedarfs, wie z. B. bei körperlicher Betätigung, möglicherweise nicht genügend Sauerstoff. Dies kann zu Symptomen wie Angina pectoris oder Brustschmerzen führen, die auftreten, wenn der Herzmuskel nicht genug Sauerstoff bekommt.

- **Erhöhter Blutdruck** : Plaqueablagerungen verengen die Arterien und zwingen das Herz, härter zu arbeiten, um das Blut durch den verkleinerten Raum zu pumpen. Dies erhöht den Blutdruck, was die Arterienwände weiter schädigt und in einem Teufelskreis möglicherweise zu zusätzlicher Plaquebildung führt.

Die Rolle von Plaquerupturen bei Herzinfarkten

Ein Herzinfarkt tritt häufig auf, wenn Plaque in einer Koronararterie reißt und ein Blutgerinnsel bildet, das die Arterie plötzlich blockiert. Durch diesen Riss wird der Fettkern der Plaque dem Blutkreislauf ausgesetzt, was die Gerinnungsreaktion des Körpers auslöst. Blutplättchen sammeln sich an der Rissstelle und bilden ein Gerinnsel, das den Blutfluss behindern kann.

- **Unmittelbare Folgen** : Wenn ein Gerinnsel eine Arterie vollständig blockiert, kann der von dieser Arterie versorgte Herzmuskelabschnitt unter Sauerstoffmangel leiden. Ohne eine stetige Sauerstoffversorgung kann das Herzmuskelgewebe innerhalb von Minuten absterben, was zu einem Herzinfarkt führt.

- **Langfristige Auswirkungen** : Auch wenn ein Plaqueruptur nicht zu einem unmittelbaren Herzinfarkt führt, kann sie weitere Schäden an der Arterie verursachen und den Verlauf der Herzerkrankung verschlimmern. Jede Ruptur kann die Plaquegröße vergrößern oder neue Entzündungsherde verursachen, was die Verengung der Arterie beschleunigt und das Risiko zukünftiger Herzprobleme erhöht.

Wie sich der Lebensstil auf die Plaquebildung auswirkt

Der Lebensstil spielt eine große Rolle bei der Entstehung und Reduzierung von Plaque in den Arterien. So wirken sich bestimmte Lebensstilfaktoren auf die Plaquebildung aus:

- **Ernährung** : Eine Ernährung mit hohem Anteil gesättigter Fette, Transfette und Cholesterin trägt zur Bildung von Plaque bei, während eine Ernährung mit viel Obst, Gemüse und Ballaststoffen die Plaquebildung nachweislich verringert und den Cholesterinspiegel senkt.

- **Bewegung** : Regelmäßige körperliche Aktivität hilft, ein gesundes Gewicht zu halten, senkt hohen Blutdruck und erhöht den guten HDL-Cholesterinspiegel, was dazu beitragen kann, LDL-Cholesterin aus dem Blutkreislauf zu entfernen.

- **Rauchen** : Rauchen schädigt das Endothel und macht es anfälliger für Plaquebildung. Die Chemikalien im Tabakrauch tragen außerdem zu erhöhtem Blutdruck bei und verringern die Sauerstofftransportkapazität des Blutes.

- **Stress** : Chronischer Stress kann den Blutdruck und Entzündungen erhöhen und so die Bildung von Plaque begünstigen. Stressbewältigung durch Entspannungstechniken, körperliche Aktivität und einen ausgewogenen Lebensstil kann die Bildung von Plaque verlangsamen oder verringern.

FOLGEN EINER UNBEHANDELTEN HERZERKRANKUNG

Unbehandelte Herzerkrankungen haben schwerwiegende und oft lebensbedrohliche Folgen und beeinträchtigen nahezu jeden Aspekt der Gesundheit und Lebensqualität. Wenn Herzerkrankungen ohne Eingriff fortschreiten, können sie zu einer Reihe schwerwiegender Komplikationen führen, darunter Herzinfarkte, Schlaganfälle, Herzrhythmusstörungen, Herzversagen und sogar zum Tod. Das Verständnis der Folgen unbehandelter Herzerkrankungen unterstreicht die Bedeutung einer frühzeitigen Erkennung, Anpassung des Lebensstils und einer medizinischen Behandlung.

1. Herzinfarkt (Myokardinfarkt)

Eine der unmittelbarsten und schwerwiegendsten Folgen einer unbehandelten Herzerkrankung ist ein Herzinfarkt. Herzinfarkte treten auf, wenn eine Blockade in den Herzkranzgefäßen den Blutfluss zu einem Teil des Herzmuskels einschränkt und ihm Sauerstoff entzieht. Ohne ausreichende Sauerstoffversorgung beginnt dieser Teil des Herzmuskels abzusterben. Dies kann zu Folgendem führen:

- **Dauerhafte Herzschäden** : Der durch einen Herzinfarkt geschädigte Herzmuskel kann sich nicht regenerieren, was zu bleibenden Narben führt. Diese Narben schwächen die Fähigkeit des Herzens, Blut effizient zu pumpen, und können die gesamte Herzfunktion beeinträchtigen.

- **Erhöhtes Risiko für künftige Herzinfarkte** : Wenn jemand einmal einen Herzinfarkt erlitten hat, besteht für ihn ein erhöhtes Risiko für weitere Herzinfarkte, da das erste Ereignis oft auf eine zugrunde liegende, unbehandelte Arteriosklerose in den Herzkranzgefäßen hinweist.

- **Plötzlicher Herztod** : In manchen Fällen kann ein Herzinfarkt zu einem plötzlichen Herzstillstand führen, einem schweren und oft tödlichen Zustand, bei dem das Herz aufgrund einer elektrischen Fehlfunktion plötzlich aufhört zu schlagen. Um die Überlebenschancen zu erhöhen, ist ein sofortiges medizinisches Eingreifen erforderlich.

2. Schlaganfall

Ein Schlaganfall ist eine weitere schwerwiegende Folge einer unbehandelten Herzerkrankung, insbesondere wenn sie mit Arteriosklerose und Bluthochdruck einhergeht. Ein Schlaganfall tritt auf, wenn der Blutfluss zum Gehirn unterbrochen wird, entweder aufgrund einer Blockade (ischämischer Schlaganfall) oder eines geplatzten Blutgefäßes (hämorrhagischer Schlaganfall). Ein Schlaganfall kann zu Folgendem führen:

- **Dauerhafte Hirnschäden** : Sauerstoffmangel im Gehirn kann selbst über einen kurzen Zeitraum zum irreversiblen Absterben von Gehirnzellen führen. Diese Schäden können Gedächtnis, Bewegung, Sprache und kognitive Funktionen beeinträchtigen.

- **Lähmung oder Verlust der motorischen Funktionen** : Ein Schlaganfall kann eine teilweise oder vollständige Lähmung verursachen, oft auf einer Körperseite, je nachdem, welcher Teil des Gehirns betroffen ist.

- **Sprach- und Kommunikationsprobleme** : Hirnschäden durch einen Schlaganfall können zu Aphasie führen, einer Erkrankung, die die Fähigkeit zu sprechen, Sprache zu verstehen, zu lesen und zu schreiben beeinträchtigt.

3. Arrhythmien (unregelmäßiger Herzschlag)

Wenn eine unbehandelte Herzerkrankung fortschreitet, kann sie das normale elektrische System des Herzens stören, was zu Arrhythmien oder unregelmäßigem Herzschlag führen kann. Diese können von harmlos bis lebensbedrohlich reichen:

- **Vorhofflimmern (AFib)** : AFib ist eine häufige Arrhythmie, bei der die oberen Herzkammern unregelmäßig und nicht synchron mit den unteren

Kammern schlagen. Dies erhöht das Risiko von Blutgerinnseln, Schlaganfällen und Herzversagen.

- **Ventrikuläre Tachykardie und Kammerflimmern** : Dies sind gefährlichere Arrhythmien, die in den unteren Kammern des Herzens (Ventrikeln) auftreten und zu einem plötzlichen Herzstillstand führen können, wenn sie nicht sofort behandelt werden.

- **Erhöhtes Schlaganfallrisiko** : Menschen mit bestimmten Herzrhythmusstörungen wie Vorhofflimmern haben ein höheres Risiko für die Bildung von Blutgerinnseln im Herzen, die dann ins Gehirn wandern und einen Schlaganfall verursachen können.

4. Herzversagen

Herzinsuffizienz ist ein Zustand, bei dem das Herz nicht mehr in der Lage ist, Blut effektiv zu pumpen, um den Bedarf des Körpers zu decken. Dies ist eine häufige Folge unbehandelter Herzerkrankungen, insbesondere bei Patienten, die mehrere Herzinfarkte oder chronischen Bluthochdruck hatten. Zu den Folgen einer Herzinsuffizienz gehören:

- **Verringerte Lebensqualität** : Herzinsuffizienz führt häufig zu chronischer Müdigkeit, Kurzatmigkeit und Schwellungen in den Beinen und im Bauch, was die täglichen Aktivitäten und die Lebensqualität stark beeinträchtigt.

- **Organschäden** : Herzversagen kann dazu führen, dass andere Organe wie Nieren und Leber aufgrund der verringerten Durchblutung weniger effizient arbeiten. Dies kann zu Komplikationen wie Nierenerkrankungen und Leberstauungen führen.

- **Flüssigkeitsansammlung** : Eine Herzinsuffizienz führt häufig zu einer Flüssigkeitsansammlung in der Lunge (einem sogenannten Lungenödem), die das Atmen erschwert und unbehandelt möglicherweise zu einem Atemversagen führt.

5. Periphere arterielle Verschlusskrankheit (pAVK)

Unbehandelte Herzerkrankungen, insbesondere Arteriosklerose, können zu peripherer arterieller Verschlusskrankheit (pAVK) führen, einer Erkrankung, bei der sich Plaque in den Arterien in den Beinen, Armen oder anderen Körperteilen ansammelt. pAVK kann folgende Folgen haben:

- **Schmerzhaftes Gehen und eingeschränkte Mobilität** : PAD verursacht häufig Schmerzen, Krämpfe oder Ziehen in den Beinen beim Gehen, auch Claudicatio genannt. Im weiteren Verlauf können diese Schmerzen sogar im Ruhezustand auftreten.

- **Erhöhtes Infektions- und Wundrisiko** : Eine verringerte Durchblutung der Extremitäten schwächt die Immunreaktion und erschwert die Heilung von Wunden und Infektionen. Dies kann das Risiko schwerer Infektionen erhöhen und in einigen Fällen zu einer Amputation führen.

- **Höheres Risiko für Herzinfarkt und Schlaganfall** : PAD weist häufig auf eine weit verbreitete Arteriosklerose hin, was bedeutet, dass Personen mit PAD einem höheren Risiko für Herzinfarkte und Schlaganfälle ausgesetzt sind.

6. Nierenschäden

Unbehandelte Herzkrankheiten und Bluthochdruck können auch die Nieren schädigen. Die Nieren sind auf eine stetige Blutzufuhr angewiesen, um

Abfallprodukte und überschüssige Flüssigkeiten aus dem Körper zu filtern. Zu den Folgen von Nierenschäden aufgrund einer Herzkrankheit gehören:

- **Chronische Nierenerkrankung (CKD)** : Eine verringerte Durchblutung der Nieren kann zu CKD führen, die unbehandelt zu Nierenversagen führen kann und eine Dialyse oder Nierentransplantation erforderlich macht.

- **Erhöhtes Risiko für kardiovaskuläre Ereignisse** : Personen mit Nierenerkrankungen unterliegen einem höheren Risiko für Herzinfarkte und Schlaganfälle, da eine schlechte Nierenfunktion oft mit schweren Herzerkrankungen einhergeht.

7. Erhöhte Sterblichkeit

Das Fortschreiten einer unbehandelten Herzerkrankung erhöht letztlich das Sterberisiko. Die kombinierten Auswirkungen von Herzinfarkten, Schlaganfällen, Herzversagen und anderen kardiovaskulären Ereignissen verkürzen die Lebenserwartung erheblich. Bei Menschen mit fortgeschrittener Herzerkrankung ist das Risiko eines plötzlichen Herztods besonders hoch, was die Bedeutung einer Behandlung und einer Änderung des Lebensstils zur Erhaltung der Herzgesundheit unterstreicht.

8. Rückgang der psychischen Gesundheit und der Lebensqualität

Das Leben mit einer unbehandelten Herzerkrankung kann sich negativ auf die psychische Gesundheit und die allgemeine Lebensqualität auswirken. Personen mit Herzerkrankungen können Folgendes erleben:

- **Chronische Angst und Depression** : Die Kenntnis der Risiken und der Umgang mit den Symptomen einer Herzerkrankung können zu Angst und Depression führen, was die körperliche Gesundheit der betroffenen Person weiter verschlechtert und es schwieriger macht, einen gesunden Lebensstil zu führen.

- **Verlust der Unabhängigkeit** : Die körperlichen Einschränkungen durch eine Herzerkrankung, wie Müdigkeit, Kurzatmigkeit und eingeschränkte Mobilität, können die Durchführung täglicher Aktivitäten erschweren und so die Unabhängigkeit und Lebensqualität beeinträchtigen.

TEIL 2: DIÄT UND ERNÄHRUNG ZUR UMKEHRUNG VON HERZERKRANKUNGEN

4

DIE HERZGESUNDE ERNÄHRUNG

NÄHRSTOFFREICHE LEBENSMITTEL FÜR EINE OPTIMALE HERZGESUNDHEIT

Eine Ernährung mit vielen nährstoffreichen Lebensmitteln ist eine der effektivsten Möglichkeiten, die Herzgesundheit zu schützen und zu unterstützen. Nährstoffreiche Lebensmittel enthalten im Verhältnis zu ihrem Kaloriengehalt große Mengen an Vitaminen, Mineralien und anderen wichtigen Nährstoffen und bieten erhebliche gesundheitliche Vorteile ohne die Nachteile von leeren Kalorien, ungesunden Fetten oder zugesetztem Zucker. Für die Herzgesundheit kann die Aufnahme bestimmter nährstoffreicher Lebensmittel Entzündungen reduzieren, den Cholesterinspiegel verbessern, den Blutdruck regulieren und Energie für optimale Körperfunktionen liefern. Im Folgenden untersuchen wir die essentiellen Nährstoffe und Lebensmittelgruppen, die zur Herzgesundheit beitragen, und geben Beispiele für bestimmte Lebensmittel, die von Vorteil sind.

1. Die Rolle von Nährstoffen für die Herzgesundheit

Bestimmte Nährstoffe spielen eine direkte Rolle bei der Erhaltung der Herzgesundheit, indem sie den Blutdruck, den Cholesterinspiegel, Entzündungen und die Gefäßgesundheit beeinflussen. Zu den wichtigsten herzunterstützenden Nährstoffen gehören:

- **Ballaststoffe** : Lösliche Ballaststoffe können helfen, den Cholesterinspiegel zu senken, indem sie Cholesterinpartikel binden und aus dem Körper entfernen. Ballaststoffe unterstützen auch eine gesunde Verdauung und regulieren den Blutzuckerspiegel, beides ist für die allgemeine Gesundheit wichtig. Gute Ballaststoffquellen sind Vollkornprodukte, Obst, Gemüse, Bohnen und Hülsenfrüchte.

- **Gesunde Fette** : Ungesättigte Fette, darunter Omega-3- und Omega-6-Fettsäuren, sind für die Herzgesundheit unerlässlich. Insbesondere Omega-3-Fettsäuren sind dafür bekannt, Entzündungen zu reduzieren und das Risiko von Herzrhythmusstörungen zu senken, was sie für die Herz-Kreislauf-Gesundheit vorteilhaft macht. Quellen sind unter anderem fetter Fisch, Leinsamen, Chiasamen und Walnüsse.

- **Antioxidantien** : Antioxidantien wie die Vitamine C und E sowie Polyphenole helfen, oxidativen Stress und Entzündungen im Körper zu reduzieren, die mit Herzerkrankungen in Verbindung stehen. Beeren, Blattgemüse, dunkle Schokolade und grüner Tee sind reich an Antioxidantien.

- **Mineralien** : Kalium, Magnesium und Kalzium unterstützen einen gesunden Blutdruck und eine gesunde Muskelfunktion. Kalium hilft, den Natriumspiegel auszugleichen und Bluthochdruck zu senken, während Magnesium die Blutgefäße entspannt. Lebensmittel wie Bananen, Blattgemüse, Nüsse, Samen und Milchprodukte sind reich an diesen Mineralien.

- **Protein** : Magere Proteinquellen, insbesondere pflanzliche Proteine, liefern essentielle Aminosäuren ohne zugesetzte gesättigte Fette, die oft in tierischen Produkten enthalten sind. Hülsenfrüchte, Bohnen, Tofu und Fisch sind ausgezeichnete Quellen für herzgesundes Protein.

2. Vollkorn

Vollkorn ist eine ausgezeichnete Quelle für Ballaststoffe, Vitamine und Mineralien und damit ein Eckpfeiler jeder herzgesunden Ernährung. Im Gegensatz zu raffiniertem Getreide enthält Vollkorn Kleie, Keim und Endosperm, liefert mehr Nährstoffe und fördert einen stabilen Blutzuckerspiegel. Einige herzgesunde Vollkornprodukte sind:

- **Hafer** : Hafer ist reich an Beta-Glucan, einem löslichen Ballaststoff, und senkt wirksam den LDL-Cholesterinspiegel (schlechtes Cholesterin).

- **Quinoa** : Quinoa ist ein vollwertiges Protein, reich an Ballaststoffen, Magnesium und Antioxidantien, unterstützt die Gesundheit der Blutgefäße und liefert essentielle Aminosäuren.

- **Brauner Reis** : Brauner Reis ist weniger verarbeitet als weißer Reis und enthält Ballaststoffe, B-Vitamine und Magnesium, die sich positiv auf die Herzgesundheit auswirken.

- **Vollkornweizen und Gerste** : Diese Körner enthalten Ballaststoffe und andere Nährstoffe, die helfen, den Blutdruck und den Cholesterinspiegel zu senken.

3. Obst und Gemüse

Obst und Gemüse sind reich an lebenswichtigen Vitaminen, Mineralien, Antioxidantien und Ballaststoffen und daher unverzichtbar für die Herzgesundheit. Der regelmäßige Verzehr verschiedener Obst- und Gemüsesorten kann Entzündungen lindern, den Blutdruck senken und den Cholesterinspiegel verbessern.

- **Blattgemüse (Spinat, Grünkohl, Mangold)** : Blattgemüse ist reich an den Vitaminen A, C, E und K sowie an Antioxidantien und Nitraten und kann die Durchblutung verbessern und den Blutdruck senken.

- **Beeren (Blaubeeren, Erdbeeren, Brombeeren)** : Beeren enthalten viele Antioxidantien wie Anthocyane, die oxidativen Stress und Entzündungen reduzieren, die beide mit Herzerkrankungen in Verbindung stehen.

- **Zitrusfrüchte (Orangen, Zitronen, Grapefruits)** : Zitrusfrüchte sind reich an Vitamin C und Flavonoiden und für ihre entzündungshemmenden und cholesterinsenkenden Eigenschaften bekannt.

- **Kreuzblütler (Brokkoli, Blumenkohl, Rosenkohl)** : Dieses Gemüse ist reich an Ballaststoffen, Vitaminen und Antioxidantien, die die Herzgesundheit unterstützen, indem sie den Cholesterinspiegel senken und Entzündungen reduzieren.

- **Tomaten** : Tomaten haben einen hohen Lycopingehalt und senken deshalb den LDL-Cholesterinspiegel und den Blutdruck, was sich positiv auf die Herzgesundheit auswirkt.

4. Gesunde Fette und Öle

Der Ersatz gesättigter und Transfette durch ungesättigte Fette ist für die Herzgesundheit von entscheidender Bedeutung. Gesunde Fette, insbesondere Omega-3-Fettsäuren, senken nachweislich den Triglyceridspiegel, senken den Blutdruck und lindern Entzündungen.

- **Olivenöl** : Natives Olivenöl extra enthält viel einfach ungesättigtes Fett und Polyphenole, die beide entzündungshemmend wirken und zur Senkung des Cholesterinspiegels beitragen.

- **Avocados** : Avocados sind eine ausgezeichnete Quelle für einfach ungesättigte Fette, Kalium und Ballaststoffe und daher ideal für die Herzgesundheit.

- **Nüsse und Samen (Mandeln, Walnüsse, Chiasamen, Leinsamen)** : Diese sind reich an Omega-3-Fettsäuren, Ballaststoffen und Antioxidantien. Insbesondere Walnüsse werden mit niedrigeren LDL-Cholesterinwerten in Verbindung gebracht.

- **Fetter Fisch (Lachs, Makrele, Sardinen)** : Fetter Fisch ist eine der besten Quellen für Omega-3-Fettsäuren, die für ihre herzschützende Wirkung bekannt sind. Omega-3-Fettsäuren helfen, den Triglyceridspiegel zu senken und das Risiko von Herzrhythmusstörungen zu verringern.

5. Hülsenfrüchte und Bohnen

Hülsenfrüchte und Bohnen sind reich an Proteinen, Ballaststoffen und wichtigen Nährstoffen wie Kalium und Magnesium, die helfen, Blutdruck und Cholesterinspiegel zu regulieren. Der regelmäßige Verzehr dieser Lebensmittel kann die Herzgesundheit unterstützen.

- **Linsen** : Linsen sind reich an Kalium, Magnesium und Ballaststoffen und helfen, den Blutdruck und den Cholesterinspiegel zu regulieren.

- **Kichererbsen und schwarze Bohnen** : Diese Bohnen enthalten Ballaststoffe, Proteine und Antioxidantien, die durch die Verbesserung des Cholesterinspiegels das Risiko einer Herzerkrankung senken.

- **Sojabohnen und Tofu** : Produkte auf Sojabasis sind reich an pflanzlichem Eiweiß und können rotes Fleisch ersetzen, wodurch die Aufnahme gesättigter Fette gesenkt und die Herzgesundheit gefördert wird.

6. Kräuter und Gewürze für Geschmack und Gesundheit

Mit Kräutern und Gewürzen können Sie den Geschmack von Speisen verbessern, ohne auf Salz zurückgreifen zu müssen, was für Menschen mit Bluthochdruck unerlässlich ist. Viele Kräuter und Gewürze enthalten auch entzündungshemmende Verbindungen.

- **Knoblauch** : Knoblauch ist für seine cholesterinsenkende und blutdrucksenkende Wirkung bekannt und ein wirksamer Verbündeter für die Herzgesundheit.

- **Kurkuma** : Curcumin, der Wirkstoff in Kurkuma, hat entzündungshemmende Eigenschaften, die zum Schutz des Herzens beitragen können.

- **Zimt und Ingwer** : Beide Gewürze haben antioxidative und entzündungshemmende Wirkungen, die die Herzgesundheit unterstützen können.

- **Basilikum, Oregano und Petersilie** : Diese Kräuter enthalten Antioxidantien und können Mahlzeiten ohne zusätzliches Natrium Geschmack verleihen.

Integrieren Sie nährstoffreiche Lebensmittel in Ihre tägliche Ernährung

Um nährstoffreiche Lebensmittel zu einem Grundnahrungsmittel Ihrer Ernährung zu machen, beachten Sie die folgenden Tipps:

1. **Bevorzugen Sie Vollwertkost** : Entscheiden Sie sich, wenn möglich, für unverarbeitete Vollwertkost anstelle von verarbeiteten Produkten.

Vollwertkost behält ihre Nährstoffe und Ballaststoffe und ist somit besser für die Herzgesundheit.

2. **Planen Sie ausgewogene Mahlzeiten** : Versuchen Sie, in jede Mahlzeit eine Proteinquelle, gesundes Fett und ballaststoffreiche Kohlenhydrate einzubauen. Diese Ausgewogenheit kann helfen, den Blutzucker zu stabilisieren, den Hunger zu reduzieren und anhaltende Energie zu liefern.

3. **Sorgen Sie für Abwechslung** : Eine abwechslungsreiche Ernährung sorgt dafür, dass Sie ein breites Spektrum an Nährstoffen erhalten. Mischen Sie verschiedene Arten von Gemüse, Obst, Getreide und Proteinen, um Ihre Nährstoffaufnahme zu maximieren.

4. **Begrenzen Sie den Zusatz von Zucker und verarbeiteten Lebensmitteln** : Konzentrieren Sie sich auf nährstoffreiche Lebensmittel anstelle von verarbeiteten Lebensmitteln mit hohem Zucker- oder Fettgehalt, die den Vorteilen einer herzgesunden Ernährung zunichte machen können.

PFLANZLICHE ERNÄHRUNG: VORTEILE UND PRAKTISCHE TIPPS

Die Umstellung auf eine pflanzlichere Ernährung wird zunehmend als eine der wirksamsten Strategien zur Unterstützung der Herzgesundheit anerkannt. Ein pflanzlicher Ansatz konzentriert sich auf Lebensmittel pflanzlichen Ursprungs, darunter Obst, Gemüse, Vollkorn, Nüsse, Samen und Hülsenfrüchte, die von Natur aus wenig gesättigte Fette, viel Ballaststoffe und viele herzschützende Nährstoffe enthalten. Studien zeigen immer wieder, dass eine pflanzliche Ernährung das Risiko von Herzerkrankungen verringern, den Blutdruck senken und den Cholesterinspiegel verbessern kann. Hier untersuchen wir die wissenschaftlich belegten Vorteile einer pflanzlichen Ernährung für die Herzgesundheit sowie praktische Tipps, wie Sie mehr pflanzliche Lebensmittel in Ihren Alltag integrieren können.

Vorteile einer pflanzlichen Ernährung für die Herzgesundheit

1. **Reduzierter Cholesterinspiegel** : Pflanzliche Lebensmittel enthalten kein Cholesterin, das nur in tierischen Produkten vorkommt. Eine ballaststoffreiche Ernährung kann auch dazu beitragen, den LDL-Cholesterinspiegel (schlechtes Cholesterin) zu senken, indem sie das Cholesterin im Verdauungssystem bindet und aus dem Körper entfernt. Hafer und Bohnen enthalten beispielsweise viele lösliche Ballaststoffe, die einen gesunden Cholesterinspiegel direkt unterstützen.

2. **Niedriger Blutdruck** : Viele pflanzliche Lebensmittel enthalten viel Kalium, Magnesium und Antioxidantien, die den Blutdruck regulieren. Kaliumreiche Lebensmittel wie Bananen, Süßkartoffeln und Spinat gleichen den Natriumgehalt in der Ernährung aus, während Magnesium und Antioxidantien in Blattgemüse, Nüssen und Samen helfen, eine gesunde Blutgefäßfunktion aufrechtzuerhalten.

3. **Entzündungshemmende Wirkung** : Chronische Entzündungen sind ein wesentlicher Faktor für das Fortschreiten von Herzerkrankungen. Pflanzliche Ernährung ist reich an Antioxidantien und Phytochemikalien – Verbindungen, die nur in Pflanzen vorkommen – die Entzündungen im Körper reduzieren. Dunkles Blattgemüse, Beeren und Nüsse sind besonders reich an entzündungshemmenden Verbindungen, die Blutgefäße vor Schäden schützen können.

4. **Verbessertes Gewichtskontrolle** : Eine Ernährung mit Schwerpunkt auf pflanzlichen Lebensmitteln kann beim Abnehmen helfen und dabei helfen, langfristig ein gesundes Gewicht zu halten. Pflanzliche Lebensmittel haben im Allgemeinen weniger Kalorien und mehr Ballaststoffe, was ein Sättigungsgefühl fördert und die Wahrscheinlichkeit von Überessen verringert. Die Aufrechterhaltung eines gesunden Gewichts ist für die Herzgesundheit von entscheidender Bedeutung, da Übergewicht das Herz belastet und zu Erkrankungen wie Bluthochdruck und hohem Cholesterinspiegel beiträgt.

5. **Verbesserte Blutzuckerkontrolle** : Viele pflanzliche Lebensmittel haben einen niedrigen glykämischen Index (GI), was bedeutet, dass sie Zucker langsam in den Blutkreislauf abgeben und so helfen, Blutzuckerspitzen zu verhindern. Die Aufrechterhaltung eines stabilen Blutzuckerspiegels ist für die Herzgesundheit unerlässlich, da ein hoher Blutzuckerspiegel zu Entzündungen beiträgt und Blutgefäße schädigt . Lebensmittel wie Vollkorn, Bohnen, Linsen und die meisten Gemüsesorten haben einen niedrigen GI und unterstützen einen ausgeglichenen Blutzuckerspiegel.

Praktische Tipps für die Umstellung auf eine pflanzliche Ernährung

Die Umstellung auf eine pflanzlichere Ernährung kann zunächst entmutigend wirken, aber mit ein paar einfachen Strategien können Sie mehr pflanzliche Lebensmittel nahtlos in Ihren Alltag integrieren. Im Folgenden finden Sie einige praktische Tipps, die Ihnen bei der Umstellung helfen.

1. **Fangen Sie klein an** : Wenn Ihnen eine rein pflanzliche Ernährung zu viel erscheint, beginnen Sie damit, nach und nach mehr pflanzliche Mahlzeiten in Ihren Speiseplan einzubauen. Setzen Sie sich das Ziel, eine oder zwei

Mahlzeiten pro Tag komplett pflanzlich zuzubereiten. Fleischlose Montage sind auch eine beliebte Möglichkeit, mit pflanzlicher Ernährung zu experimentieren.

2. **Wählen Sie Vollwertkost** : Konzentrieren Sie sich auf unverarbeitete Vollwertkost wie Obst, Gemüse, Getreide, Hülsenfrüchte, Nüsse und Samen. Zwar gibt es viele verarbeitete pflanzliche Alternativen wie Fleischersatz, aber Vollwertkost bietet den größten Nährwert.

3. **Fügen Sie jeder Mahlzeit mehr Gemüse hinzu** : Machen Sie Gemüse zur Grundlage Ihrer Mahlzeiten, indem Sie mindestens die Hälfte Ihres Tellers mit einer Vielzahl von buntem Gemüse füllen. Fügen Sie beispielsweise zu jeder Mahlzeit einen Beilagensalat, geröstetes Gemüse oder gedünstetes Gemüse hinzu, um Ihre Nährstoffaufnahme zu erhöhen.

4. **Experimentieren Sie mit pflanzlichen Proteinen** : Hülsenfrüchte, Bohnen, Tofu, Tempeh und Quinoa sind hervorragende pflanzliche Proteinquellen. Versuchen Sie, tierische Proteine ein paar Mal pro Woche durch pflanzliche zu ersetzen. Machen Sie zum Beispiel Kichererbsen- statt Hühner-Curry oder verwenden Sie in Gerichten wie Tacos oder Spaghetti Hackfleisch durch Linsen.

5. **Tauschen Sie Milchprodukte aus** : Probieren Sie pflanzliche Milchalternativen wie Mandelmilch, Sojamilch oder Hafermilch. Sie können auch mit milchfreiem Joghurt und Käse aus Nüssen experimentieren. Diese Alternativen sind weithin erhältlich und bieten ähnliche Texturen und Aromen wie ihre Gegenstücke aus Milchprodukten.

6. **Ersetzen Sie raffiniertes Getreide durch Vollkorn** : Vollkorn wie brauner Reis, Quinoa, Hafer und Vollkornweizen enthält mehr Ballaststoffe,

Vitamine und Mineralien als raffiniertes Getreide. Diese Körner sorgen dafür, dass Sie länger satt bleiben und unterstützen die Herzgesundheit, indem sie den Blutzuckerspiegel regulieren.

7. **Entdecken Sie neue Rezepte** : Eine pflanzliche Ernährung kann eine Gelegenheit sein, neue Geschmacksrichtungen und Küchen auszuprobieren. Die mediterrane, indische und nahöstliche Ernährung beispielsweise bietet viele pflanzliche Gerichte, die von Natur aus herzgesund sind. Suchen Sie online oder in Kochbüchern nach Rezepten, die sich auf vollwertige pflanzliche Lebensmittel und kräftige, geschmackvolle Zutaten konzentrieren.

8. **Essen Sie Obst, Nüsse und Samen als Snack** : Obst, Nüsse und Samen eignen sich hervorragend als herzgesunde Snacks. Apfelscheiben mit Mandelbutter, Karottensticks mit Hummus oder eine Handvoll Walnüsse liefern beispielsweise wichtige Nährstoffe und gesunde Fette. Sie sind leicht zuzubereiten und für unterwegs mitzunehmen.

Beispieltag mit herzgesunden pflanzlichen Mahlzeiten

Als Beispiel zeigen wir hier die Mahlzeiten eines Beispieltages, um zu zeigen, wie eine pflanzenbasierte Ernährung aussehen kann:

- **Frühstück** : Über Nacht eingeweichte Haferflocken mit Mandelmilch, Chiasamen und frischen Beeren. Mit einer Prise Walnüssen und einer Prise Zimt garnieren.

- **Mittagessen** : Quinoa-Salat mit gemischtem Blattgemüse, Kirschtomaten, Gurke, Kichererbsen und einem Tahini-Zitronen-Dressing.

- **Snack** : Eine Handvoll Mandeln und ein Apfel.

- **Abendessen** : Linsen- und Gemüseeintopf mit Süßkartoffeln, Karotten, Spinat und Gewürzen wie Kurkuma und Kreuzkümmel. Dazu gedünsteter Brokkoli.

- **Dessert** : Obstscheiben mit einem Schuss dunkler Schokolade.

Häufige Bedenken hinsichtlich der pflanzlichen Ernährung

1. Proteinaufnahme : Bei pflanzlicher Ernährung ist die Aufnahme von ausreichend Proteinen ein häufiges Problem. Während tierische Produkte konzentrierte Proteinquellen sind, können Pflanzen ebenfalls alle essentiellen Aminosäuren liefern. Indem Sie über den Tag verteilt eine Vielzahl pflanzlicher Proteine zu sich nehmen – beispielsweise Bohnen, Linsen, Nüsse, Samen und Vollkornprodukte – können Sie Ihren Proteinbedarf problemlos decken.

2. Nährstoffaufnahme : Einige Nährstoffe wie Eisen und Vitamin B12 sind in tierischen Produkten leichter verfügbar. Um dies zu beheben, sollten sich pflanzliche Esser auf eisenreiche pflanzliche Lebensmittel (wie Linsen, Kichererbsen und Blattgemüse) konzentrieren und diese mit Vitamin C-reichen Lebensmitteln (wie Paprika oder Zitrusfrüchten) kombinieren, um die Eisenaufnahme zu verbessern. Vitamin B12 kann aus angereicherten Lebensmitteln oder Nahrungsergänzungsmitteln gewonnen werden.

3. Kosten und Verfügbarkeit : Pflanzliche Ernährung muss nicht teuer sein. Bohnen, Linsen, Getreide und Saisongemüse sind oft erschwinglich und können in großen Mengen gekauft werden. Auch die Zubereitung von Mahlzeiten zu Hause und die Minimierung verarbeiteter pflanzlicher Produkte können helfen, die Kosten niedrig zu halten.

5

DIE KRAFT ENTZÜNDUNGSHEMMENDER LEBENSMITTEL

ZU BERÜCKSICHTIGENDE LEBENSMITTEL: OBST, GEMÜSE, VOLLKORN UND OMEGA-3-FETTSÄUREN

Entzündungen spielen eine Schlüsselrolle bei der Entstehung und dem Fortschreiten von Herzerkrankungen, da sie Blutgefäße schädigen und die Bildung von Plaque in den Arterien beschleunigen. Eine Ernährung mit vielen entzündungshemmenden Lebensmitteln schützt das Herz-Kreislauf-System, indem sie chronische Entzündungen reduziert. Bestimmte Lebensmittelgruppen – Obst, Gemüse, Vollkornprodukte und Omega-3-reiche Lebensmittel – sind besonders wirksam aufgrund ihrer entzündungshemmenden Wirkung und ihrer direkten Vorteile für die Herzgesundheit.

Früchte: Die Antioxidantien-Kraftpakete der Natur

Früchte sind reich an Antioxidantien, Ballaststoffen, Vitaminen und sekundären Pflanzenstoffen, die Entzündungen aktiv bekämpfen:

1. **Beeren** (z. B. Blaubeeren, Erdbeeren, Himbeeren): Reich an Antioxidantien wie Anthocyanen, die oxidativen Stress und Entzündungen reduzieren. Studien zeigen, dass der regelmäßige Verzehr von Beeren den CRP-Spiegel senken kann, einen Entzündungsmarker, der mit Herzerkrankungen in Verbindung steht.

2. **Zitrusfrüchte** (z. B. Orangen, Grapefruits, Zitronen): Vollgepackt mit Vitamin C, einem Antioxidans, das hilft, Zellen vor Schäden zu schützen.

Zitrusfrüchte liefern auch Ballaststoffe und Flavonoide, die die Gesundheit der Blutgefäße unterstützen.

3. **Äpfel** : Enthalten Polyphenole und Ballaststoffe, die beide entzündungshemmend wirken. Äpfel werden mit einem niedrigeren LDL-Cholesterin und einer verbesserten Herzgesundheit in Verbindung gebracht.

4. **Kirschen und Granatäpfel** : Beide enthalten starke Antioxidantien, die Entzündungen reduzieren. Insbesondere Granatapfelsaft soll die Bildung von Plaque in den Arterien verringern.

Versuchen Sie, täglich verschiedene Obstsorten zu sich zu nehmen, um ein breites Spektrum an Antioxidantien und sekundären Pflanzenstoffen zu sich zu nehmen, die sich bei der Bekämpfung von Entzündungen gegenseitig ergänzen.

Gemüse: Nährstoffreich und entzündungshemmend

Gemüse ist die Grundlage jeder entzündungshemmenden Ernährung und liefert eine Reihe von Vitaminen, Mineralien und Ballaststoffen:

1. **Blattgemüse** (z. B. Spinat, Grünkohl, Mangold): Reich an Vitamin C und E, Antioxidantien, die Entzündungen und oxidativen Stress im Körper reduzieren. Dunkles Blattgemüse enthält außerdem viel Nitrat, das den Blutdruck senkt.

2. **Kreuzblütler** (z. B. Brokkoli, Blumenkohl, Rosenkohl): Reich an Verbindungen namens Glucosinolate, die entzündungshemmende und krebshemmende Eigenschaften haben. Der regelmäßige Verzehr von Kreuzblütlern ist mit einem verringerten Risiko für Herzerkrankungen verbunden.

3. **Tomaten** : Hoher Gehalt an Lycopin, einem starken Antioxidans, das mit niedrigeren CRP-Werten in Verbindung gebracht wird. Lycopin verbessert nachweislich den Cholesterinspiegel und schützt vor Herzerkrankungen.

4. **Rote Bete** : Enthält Betalaine, die antioxidativ und entzündungshemmend wirken. Rote Bete enthält außerdem viel Nitrat, das einen gesunden Blutdruck unterstützt.

Durch den Verzehr verschiedener Gemüsesorten – roh, gekocht oder in Smoothies – ist eine ausgewogene Aufnahme von Nährstoffen gewährleistet, die die Herz- und Gefäßgesundheit unterstützen.

Vollkorn: Ballaststoffe und sekundäre Pflanzenstoffe zum Schutz des Herzens

Vollkornprodukte werden nur minimal verarbeitet und enthalten alle Teile des Korns: Kleie, Keim und Endosperm. Sie bieten Ballaststoffe, Vitamine und einzigartige Verbindungen, die Entzündungen lindern können:

1. **Hafer** : Enthält eine Art löslicher Ballaststoffe namens Beta-Glucan, der hilft, das LDL-Cholesterin zu senken und die Herzgesundheit zu unterstützen. Hafer ist außerdem reich an Avenanthramiden, Antioxidantien mit entzündungshemmender Wirkung.

2. **Quinoa** : Quinoa ist reich an Proteinen und Ballaststoffen, enthält alle essentiellen Aminosäuren und ist außerdem reich an Magnesium, einem entzündungshemmenden Mineral, das hilft, den Blutdruck zu regulieren.

3. **Brauner Reis und Gerste** : Beide enthalten große Mengen an Ballaststoffen und haben einen niedrigen glykämischen Index, der zur Stabilisierung des

Blutzuckerspiegels beiträgt. Die Verringerung von Blutzuckerschwankungen kann Entzündungen reduzieren.

4. **Buchweizen und Farro** : Diese alten Getreidesorten sind reich an Ballaststoffen und Polyphenolen, die entzündungshemmend wirken und die Gefäßgesundheit unterstützen.

Vollkorn kann raffiniertes Getreide in Ihrer Ernährung ersetzen und bietet eine stetige Energiequelle, während es gleichzeitig Entzündungen reduziert und die Herzgesundheit unterstützt.

Omega-3-Fettsäuren: Unverzichtbar zur Reduzierung von Entzündungen

Omega-3-Fettsäuren sind wichtig für das Herz

Gesundheit aufgrund ihrer Fähigkeit, Entzündungen zu lindern, die Funktion der Blutgefäße zu verbessern und Triglyceride zu senken. Im Gegensatz zu Omega-6-Fettsäuren, die bei übermäßigem Verzehr zu Entzündungen beitragen können, haben Omega-3-Fettsäuren eine schützende Wirkung:

1. **Fetter Fisch** (z. B. Lachs, Makrele, Sardinen): Diese Fische sind reich an EPA und DHA, zwei Arten von Omega-3-Fettsäuren, die Entzündungen direkt reduzieren und die Arterienfunktion verbessern. Der regelmäßige Verzehr von fettem Fisch ist mit einem geringeren Risiko für Herzerkrankungen verbunden.

2. **Leinsamen und Chiasamen** : Pflanzliche Quellen für Omega-3-Fettsäuren, insbesondere ALA (Alpha-Linolensäure), die der Körper in DHA und EPA umwandeln kann. Sowohl Leinsamen als auch Chiasamen lassen sich leicht in Smoothies, Haferbrei oder Salate integrieren.

3. **Walnüsse** : Diese Nüsse enthalten viel ALA und senken nachweislich Entzündungsmarker und verbessern die Funktion der Blutgefäße. Eine Handvoll Walnüsse ein paar Mal pro Woche können wertvolle Vorteile für die Herzgesundheit bringen.

4. **Nahrungsergänzungsmittel auf Algenbasis** : Für diejenigen, die lieber keinen Fisch essen, sind Nahrungsergänzungsmittel auf Algenbasis eine direkte Quelle für die Omega-3-Fettsäuren EPA und DHA.

Die Aufnahme von Omega-3-reichen Lebensmitteln in Ihre Ernährung kann sich unmittelbar und langfristig positiv auf die Entzündungshemmung und die Herzgesundheit auswirken.

ZU VERMEIDENDE LEBENSMITTEL: TRANSFETTE, VERARBEITETE LEBENSMITTEL UND ZUGESETZTER ZUCKER

Während bestimmte Lebensmittel Entzündungen lindern und die Herzgesundheit unterstützen, bewirken andere das Gegenteil, indem sie Entzündungen verstärken, den Cholesterinspiegel ins Ungleichgewicht bringen und Blutgefäße schädigen. Diese Lebensmittel zu vermeiden oder zu minimieren ist für diejenigen, die Herzkrankheiten vorbeugen oder rückgängig machen möchten, von entscheidender Bedeutung. Dieser Abschnitt beschreibt die schädlichen Auswirkungen von Transfetten, verarbeiteten Lebensmitteln und zugesetztem Zucker und bietet Strategien zur Identifizierung und Vermeidung dieser Substanzen im täglichen Leben.

1. Transfette: Die stillen Arterienblocker

Transfette, auch als gehärtete Fette bekannt, sind künstliche Fette, die durch die Zugabe von Wasserstoff zu Pflanzenölen entstehen, um sie stabiler zu machen und die Haltbarkeit von verarbeiteten Lebensmitteln zu verlängern. Obwohl sie die

Textur oder den Geschmack bestimmter Lebensmittel verbessern können, ist bekannt, dass Transfette den LDL-Cholesterinspiegel („schlechtes" Cholesterin) deutlich erhöhen und den HDL-Cholesterinspiegel („gutes" Cholesterin) senken, eine gefährliche Kombination für die Herzgesundheit.

Auswirkungen auf die Herzgesundheit:

- **Erhöhtes LDL-Cholesterin** : Transfette erhöhen den LDL-Spiegel, was zur Plaquebildung in den Arterien führt, was den Blutfluss einschränken und das Risiko von Herzinfarkten und Schlaganfällen erhöhen kann.

- **Niedrigeres HDL-Cholesterin** : Durch die Senkung des HDL-Cholesterins verringern Transfette die Fähigkeit des Körpers, überschüssiges Cholesterin aus den Arterien zu entfernen.

- **Entzündungsfördernde Wirkungen** : Transfette tragen zu Entzündungen bei, die die Endothelauskleidung der Blutgefäße schädigen und die Entwicklung von Herzerkrankungen beschleunigen.

Zu vermeidende Transfettquellen:

- Verarbeitete Backwaren (z. B. Kuchen, Kekse, Gebäck)

- Frittierte Lebensmittel (z. B. Donuts, Hühnchen, Pommes Frites)

- Verpackte Snacks (z. B. Chips, Mikrowellen-Popcorn)

- Margarinen und Backfette

So vermeiden Sie Transfette:

- **Etiketten sorgfältig lesen** : Auch wenn auf einem Etikett „0 Gramm Transfett" steht, können dennoch kleine Mengen enthalten sein, da

Lebensmittel mit weniger als 0,5 Gramm gesetzlich als „0 Gramm" gekennzeichnet werden dürfen. Suchen Sie in der Zutatenliste nach „teilweise gehärteten Ölen", um versteckte Transfette zu identifizieren.

- **Entscheiden Sie sich für Vollwertkost** : Legen Sie Wert auf vollwertige, unverarbeitete Lebensmittel wie Obst, Gemüse und Vollkorn, die von Natur aus keine Transfette enthalten.

2. Verarbeitete Lebensmittel: Hoher Gehalt an Natrium, Konservierungsstoffen und künstlichen Zusatzstoffen

Verarbeitete Lebensmittel sind oft vollgestopft mit ungesunden Fetten, übermäßig viel Natrium, künstlichen Zutaten und Konservierungsstoffen, um den Geschmack zu verbessern und die Haltbarkeit zu verlängern. Diesen Lebensmitteln fehlen in der Regel nützliche Nährstoffe wie Ballaststoffe und Antioxidantien und sie enthalten oft Zusatzstoffe, die mit der Zeit die Herzgesundheit schädigen.

Auswirkungen auf die Herzgesundheit:

- **Hoher Natriumgehalt** : Zu viel Natrium in verarbeiteten Lebensmitteln kann den Blutdruck erhöhen und zu Hypertonie führen, einem Hauptrisikofaktor für Herzerkrankungen.

- **Ungesunde Fette und Zusatzstoffe** : Verarbeitete Lebensmittel enthalten oft raffinierte Öle, zugesetzten Zucker und Konservierungsmittel, die zu Entzündungen und Plaquebildung in den Arterien beitragen.

- **Geringer Nährwert** : Durch die Verarbeitung werden wichtige Nährstoffe entfernt, wodurch diese Lebensmittel wenig Ballaststoffe und Antioxidantien enthalten, die für die Gesundheit des Herzens unabdingbar sind.

Häufige verarbeitete Lebensmittel, die Sie vermeiden oder einschränken sollten:

- Fertiggerichte (z. B. Tiefkühlgerichte, Instantnudeln)

- Dosensuppen und Gemüse mit Salzzusatz

- Verarbeitetes Fleisch (z. B. Wurst, Speck, Wurstwaren)

- Raffinierte Körner (z. B. Weißbrot, weiße Nudeln)

So reduzieren Sie verarbeitete Lebensmittel:

- **Kochen Sie zu Hause** : Wenn Sie Ihre Mahlzeiten zu Hause zubereiten, haben Sie Kontrolle über die Zutaten, können den Natriumgehalt minimieren und Konservierungsstoffe vermeiden.

- **Wählen Sie Vollkorn und frische Alternativen** : Tauschen Sie raffiniertes Getreide gegen Vollkorn aus und entscheiden Sie sich für frisches oder gefrorenes Gemüse ohne Salzzusatz.

3. Zugesetzter Zucker: Treibstoff für Entzündungen und Gewichtszunahme

Zugesetzter Zucker ist einer der Hauptverursacher von Entzündungen, Fettleibigkeit und dem Metabolischen Syndrom – allesamt Faktoren, die das Herz belasten können. Übermäßig konsumierter Zucker verursacht Blutzuckerspitzen, erhöht den Triglyceridspiegel und fördert die Insulinresistenz, was zu Erkrankungen wie Diabetes führt, die Herzkrankheiten verschlimmern können.

Auswirkungen auf die Herzgesundheit:

- **Erhöhte Triglyceride** : Eine hohe Zuckeraufnahme erhöht die Triglyceride, eine Art Fett im Blut, das mit einem erhöhten Risiko für Herzerkrankungen in Verbindung gebracht wird.

- **Insulinresistenz** : Übermäßiger Zuckerkonsum kann zu Insulinresistenz führen. Dabei handelt es sich um eine Erkrankung, die die Verwendung von Glukose durch den Körper beeinträchtigt und letztendlich das Risiko für Typ-2-Diabetes und Herzerkrankungen erhöht.

- **Fördert die Gewichtszunahme** : Zuckerhaltige Lebensmittel und Getränke enthalten „leere" Kalorien und tragen zu Gewichtszunahme und Fettleibigkeit bei, was wiederum das Herz-Kreislauf-System belastet.

Zu vermeidende Quellen für zugesetzten Zucker:

- Zuckerhaltige Getränke (z. B. Limonaden, gesüßte Tees, Energydrinks)

- Süßigkeiten und Desserts (z. B. Bonbons, Kuchen, Gebäck)

- Zuckerhaltiges Müsli und aromatisierter Joghurt

- Gewürze und Saucen mit zugesetztem Zucker (z. B. Ketchup, BBQ-Sauce)

So minimieren Sie den Zusatz von Zucker:

- **Überprüfen Sie die Etiketten** : Achten Sie auf Zutaten wie „Maissirup mit hohem Fructosegehalt", „Rohrzucker" und „Maltose", um zugesetzten Zucker zu identifizieren.

- **Entscheiden Sie sich für natürliche Süßstoffe** : Wenn Sie Süßes brauchen, sollten Sie kleine Mengen natürlicher Alternativen wie Honig oder Obst verwenden.

- **Wählen Sie ganze Früchte statt Fruchtsäfte** : Ganze Früchte enthalten Ballaststoffe, die die Zuckeraufnahme regulieren, im Gegensatz zu Fruchtsäften, die zu Blutzuckerspitzen führen können.

6

ESSENSPLANUNG UND REZEPTE

EINEN HERZGESUNDEN SPEISEPLAN ERSTELLEN

Ein herzgesunder Ernährungsplan konzentriert sich auf nährstoffreiche Lebensmittel, ausgewogene Makronährstoffe und eine begrenzte Aufnahme von Natrium, ungesunden Fetten und zugesetztem Zucker. Wenn Sie einen Ernährungsplan erstellen, der die Herzgesundheit berücksichtigt, können Sie sicherstellen, dass Sie stets die Nährstoffe erhalten, die Sie zur Unterstützung Ihres Herz-Kreislauf-Systems benötigen, und gleichzeitig Zutaten minimieren, die zu Herzerkrankungen beitragen können. In diesem Abschnitt werden die Komponenten eines herzgesunden Ernährungsplans erläutert und praktische Tipps gegeben, wie Sie ausgewogene, nahrhafte Mahlzeiten in Ihren Alltag integrieren können.

1. Wesentliche Bestandteile eines herzgesunden Ernährungsplans

Um einen herzgesunden Ernährungsplan zu erstellen, ist ein ausgewogener Ernährungsansatz erforderlich, der Vollwertkost, Ballaststoffe, magere Proteine und gesunde Fette betont und gleichzeitig verarbeitete Zutaten minimiert. Hier sind die wichtigsten zu berücksichtigenden Komponenten:

- **Hoher Ballaststoffgehalt** : Ballaststoffe, insbesondere aus Vollkorn, Obst und Gemüse, helfen, den Cholesterinspiegel zu senken und ein gesundes Gewicht zu halten.

- **Magere Proteine** : Wählen Sie herzfreundliche Proteinquellen wie Fisch (reich an Omega-3-Fettsäuren), Hülsenfrüchte und mageres Fleisch wie Geflügel ohne Haut.

- **Gesunde Fette** : Nehmen Sie einfach und mehrfach ungesättigte Fette aus Quellen wie Olivenöl, Avocados, Nüssen und Samen zu sich, die zur Senkung des LDL-Cholesterins beitragen.

- **Reduzierter Natriumkonsum** : Eine hohe Natriumaufnahme kann den Blutdruck erhöhen. Bevorzugen Sie frische Lebensmittel und würzen Sie Mahlzeiten mit Kräutern und Gewürzen statt mit Salz.

- **Minimaler Zuckerzusatz** : Begrenzen Sie Lebensmittel mit zugesetztem Zucker und entscheiden Sie sich für natürlich süße Lebensmittel wie Beeren, Äpfel und andere Früchte, wenn Sie eine Spur Süße brauchen.

2. Eine wöchentliche Essensstruktur einrichten

Ein strukturierter Wochenplan sorgt für Abwechslung und stellt sicher, dass du alle wichtigen Nährstoffe zu dir nimmst. Hier ein ausgewogenes Beispiel für eine Woche:

- **Frühstück** : Konzentrieren Sie sich auf Vollkorn, ballaststoffreiche Früchte und herzgesunde Fette.

  - Beispiele: Über Nacht eingeweichte Haferflocken mit Beeren und Mandeln, Vollkorn-Avocado-Toast mit einer Prise Chiasamen, Smoothie aus Spinat, Banane und einem Löffel Leinsamen.

- **Mittagessen** : Streben Sie eine ausgewogene Kombination aus magerem Eiweiß, gesunden Fetten und buntem Gemüse an.

- o Beispiele: Quinoa-Salat mit gegrilltem Hähnchen, gemischtem Blattgemüse, Kirschtomaten und Olivenöl- Dressing; Linsensuppe mit Grünkohl und Karotten; Gemüsewrap mit Hummus, Gurke, Paprika und Spinat.

- **Abendessen** : Betonen Sie Gemüse, mageres Eiweiß und ballaststoffreiche Vollkornprodukte.

  - o Beispiele: Gebackener Lachs mit gedünstetem Spargel und braunem Reis als Beilage; gebratenes Gemüse und Kichererbsen mit einer Prise Sesamkörnern; mit Truthahn und schwarzen Bohnen gefüllte Paprika.

- **Snacks** : Achten Sie darauf, dass die Snacks einfach, nahrhaft und natriumarm sind.

  - o Beispiele: Apfelscheiben mit einer Handvoll Walnüssen, einfacher griechischer Joghurt mit frischen Beeren, Karottensticks mit Hummus oder eine Handvoll Mandeln.

3. Makronährstoffe ausgleichen

Das Erreichen des richtigen Gleichgewichts der Makronährstoffe (Kohlenhydrate, Proteine und Fette) in jeder Mahlzeit trägt zur Stabilisierung des Energieniveaus bei, hält satt und unterstützt die Herzgesundheit.

- **Kohlenhydrate** : Bevorzugen Sie komplexe Kohlenhydrate wie Vollkornprodukte (Naturreis, Hafer, Quinoa), Obst und Gemüse. Diese werden langsam verdaut, was zur Kontrolle des Blutzuckers beiträgt und Heißhungerattacken reduziert.

- **Proteine** : Versuchen Sie, in jede Mahlzeit mageres Protein einzubauen, um die Muskelgesundheit und -reparatur zu unterstützen. Herzgesunde Proteinquellen sind Fisch (wie Lachs und Makrele), Hülsenfrüchte, Nüsse, Samen und Geflügel.

- **Fette** : Nehmen Sie gesunde Fette in Maßen zu sich. Avocados, Nüsse, Samen, Olivenöl und fetter Fisch sind eine ausgezeichnete Wahl, da sie essentielle Fettsäuren liefern, die Entzündungen lindern und den Cholesterinspiegel verbessern.

4. Tipps zur Essenszubereitung für einen herzgesunden Lebensstil

- **Planen Sie im Voraus** : Erstellen Sie eine Einkaufsliste und planen Sie Mahlzeiten für die Woche auf der Grundlage herzgesunder Zutaten. Vorausplanung hilft, Impulskäufe zu vermeiden und sorgt dafür, dass Sie auf dem richtigen Weg sind, was nahrhafte Mahlzeiten angeht.

- **Kochen in großen Mengen** : Bereiten Sie Zutaten in großen Mengen zu, um Zeit zu sparen und gesunde Mahlzeiten schnell zubereiten zu können. Kochen Sie beispielsweise zu Beginn der Woche eine große Menge Quinoa oder braunen Reis oder schneiden Sie Gemüse für schnelle Salate oder Pfannengerichte klein.

- **Packen Sie ausgewogene Mittagessen ein** : Bereiten Sie Ihr Mittagessen im Voraus vor, um es zur Arbeit oder zur Schule mitzunehmen. Versuchen Sie, in jedes Mittagessen eine Mischung aus Gemüse, magerem Eiweiß und Vollkornprodukten einzubauen.

- **Verwenden Sie herzgesunde Kochtechniken** : Backen, Grillen, Dämpfen oder Pfannenrühren statt Braten. Diese Methoden bewahren die Nährstoffe und reduzieren unnötige Fette.

5. Beispiel für einen herzgesunden täglichen Speiseplan

Hier ist ein einfacher täglicher Speiseplan, der veranschaulicht, wie die Komponenten zusammenpassen:

- **Frühstück** : Vollkorn-Haferflocken, garniert mit einer Handvoll Beeren, Chiasamen und einem Schuss Honig.

- **Vormittagssnack** : Gurkenscheiben und Babykarotten mit einer kleinen Portion Hummus.

- **Mittagessen** : Gemischter grüner Salat mit gegrilltem Hähnchen, Kirschtomaten, Gurke, ein paar Oliven und einem Dressing aus Olivenöl und Balsamico-Essig.

- **Nachmittagssnack** : Ein Apfel mit einer Handvoll Mandeln.

- **Abendessen** : Gebackener Lachs, serviert mit Quinoa und geröstetem Rosenkohl.

- **Abendsnack (optional)** : Eine kleine Schüssel griechischer Naturjoghurt mit einer Prise Zimt.

6. Bleiben Sie flexibel mit Ihrem herzgesunden Ernährungsplan

Ein strukturierter Speiseplan bietet zwar Orientierung, aber denken Sie daran, dass Flexibilität der Schlüssel ist. Lassen Sie Raum für Anpassungen, saisonale Zutaten und gelegentliche Leckereien. Das Ziel ist es, ein nachhaltiges Essverhalten zu entwickeln, das zu Ihrem Lebensstil passt und die Herzgesundheit langfristig unterstützt. Wenn Sie Ihre Mahlzeiten im Auge behalten und schrittweise Änderungen vornehmen, können Sie die Konsistenz beibehalten, ohne sich eingeschränkt zu fühlen.

EINFACHE REZEPTE FÜR FRÜHSTÜCK, MITTAG- UND ABENDESSEN

Es muss nicht kompliziert sein, herzgesunde Lebensmittel in jede Mahlzeit einzubauen. Hier ist eine Sammlung leicht zuzubereitender Rezepte für Frühstück, Mittag- und Abendessen, die sich auf nährstoffreiche Zutaten, gesunde Fette, magere Proteine und ballaststoffreiche Quellen konzentrieren – alles darauf ausgelegt, die Herzgesundheit zu unterstützen. Diese Rezepte bevorzugen Vollwertkost, verwenden nur wenig Salz und verwenden Kräuter und Gewürze für den Geschmack, ohne auf verarbeitete Zutaten zurückzugreifen.

1. Herzgesunde Frühstücksrezepte

Ein nahrhaftes Frühstück gibt den Ton für den Tag an, versorgt Sie mit Energie und hält den Blutzuckerspiegel stabil. Hier sind einige ausgewogene Optionen:

- **Overnight Oats mit Beeren und Mandeln**

Zutaten :

- 1/2 Tasse Haferflocken

- 1 Tasse ungesüßte Mandelmilch (oder fettarme Milch)

- 1/4 Tasse frische Beeren (Blaubeeren, Erdbeeren oder Himbeeren)

- 1 EL Chiasamen

- 1 EL gesplitterte Mandeln

- Ein Schuss Honig oder Ahornsirup (optional)

Anweisungen :

- Mischen Sie in einem Einmachglas oder einer Schüssel Hafer, Mandelmilch und Chiasamen.

- Gut umrühren, abdecken und über Nacht in den Kühlschrank stellen.

- Morgens mit Beeren und Mandeln garnieren und nach Belieben etwas Honig darüber träufeln.

- Genießen Sie es als schnelles, nährstoffreiches Frühstück.

- **Avocado-Toast mit Räucherlachs**

Zutaten :

- 1 Scheibe Vollkorn- oder Mehrkornbrot, geröstet

- 1/2 Avocado, zerdrückt

- 1–2 Scheiben Räucherlachs (optional für zusätzliches Protein)

- Mit Chia- oder Leinsamen bestreuen (für zusätzliche Ballaststoffe)

- Frische Kräuter (z.B. Dill) zum Garnieren

Anweisungen :

- Verteilen Sie zerdrückte Avocado auf geröstetem Brot.

- Mit Räucherlachs, Chia- oder Leinsamen und frischen Kräutern garnieren.

- Für zusätzliche Frische mit geschnittenen Tomaten oder Gurken servieren.

- **Beeren-Spinat-Smoothie**

Zutaten :

- 1 Tasse ungesüßte Mandelmilch oder fettarme Milch

- 1 Tasse Spinat

- 1/2 Tasse gemischte Beeren (gefroren oder frisch)

- 1 EL gemahlene Leinsamen oder Chiasamen

- 1/2 Banane für zusätzliche Cremigkeit

Anweisungen :

- Geben Sie alle Zutaten in einen Mixer und mixen Sie, bis eine glatte Masse entsteht.

- In ein Glas gießen und einen schnellen, nährstoffreichen Smoothie genießen.

2. Herzgesunde Mittagsrezepte

Das Mittagessen kann schmackhaft, sättigend und ausgewogen sein, sodass Sie den ganzen Nachmittag satt bleiben. Probieren Sie diese einfachen Rezepte für ein nahrhaftes Mittagessen aus:

Quinoa-Salat mit gegrilltem Gemüse und Kichererbsen

Zutaten :

- 1/2 Tasse gekochter Quinoa

- 1/4 Tasse Kichererbsen, abgespült und abgetropft

- 1/4 Tasse Kirschtomaten, halbiert

- 1/4 Tasse Gurke, gewürfelt

- 1/4 Tasse Paprika, gewürfelt

- 1 EL Olivenöl

- Frischer Zitronensaft nach Geschmack

- Frische Petersilie oder Koriander, gehackt

Anweisungen :

- Geben Sie Quinoa, Kichererbsen, Tomaten, Gurke und Paprika in eine große Schüssel.

- Mit Olivenöl und Zitronensaft beträufeln und vermengen.

- Mit frischen Kräutern garnieren und sofort servieren oder für einen späteren erfrischenden Salat im Kühlschrank aufbewahren.

Mediterraner Thunfisch-Wrap

Zutaten :

- 1 Vollkorn-Wrap oder Tortilla

- 1 Dose Thunfisch in Wasser, abgetropft

- 1 EL griechischer Naturjoghurt (für zusätzliche Cremigkeit)

- 1/4 Tasse Gurke, gewürfelt

- 1/4 Tasse Kirschtomaten, halbiert

- Eine Handvoll Spinat oder gemischtes Blattgemüse

- Mit getrocknetem Oregano und schwarzem Pfeffer bestreuen

Anweisungen :

1.   Mischen Sie in einer Schüssel Thunfisch mit griechischem Joghurt, Gurke, Tomaten, Oregano und schwarzem Pfeffer.

2.   Die Mischung auf dem Vollkornwrap verteilen und anschließend Spinat oder Grünzeug dazugeben.

3.   Rollen Sie den Wrap auf und genießen Sie ein proteinreiches, herzgesundes Mittagessen.

Linsen-Gemüse-Suppe

Zutaten :

- 1/2 Tasse Linsen, abgespült

- 1 Karotte, gewürfelt

- 1 Stange Sellerie, gewürfelt

- 1/4 Zwiebel, gehackt

- 2 Tassen natriumarme Gemüsebrühe

- 1/2 Teelöffel Kurkuma (für entzündungshemmende Wirkung)

- Frische Kräuter wie Petersilie oder Koriander zum Garnieren

Anweisungen :

1.   In einem großen Topf Zwiebel, Karotte und Sellerie in etwas Olivenöl anbraten, bis sie weich sind.

2.   Linsen, Gemüsebrühe und Kurkuma hinzufügen.

3.   Zum Kochen bringen, dann auf kleiner Flamme köcheln lassen und 20–30 Minuten oder bis die Linsen weich sind, kochen.

4.   Warm mit einer Garnitur aus frischen Kräutern servieren.

3. Herzgesunde Abendessenrezepte

Das Abendessen kann sowohl sättigend als auch nahrhaft sein. Diese Rezepte bieten magere Proteine, Vollkorn und eine Auswahl an buntem Gemüse.

Gebackener Lachs mit Spargel und braunem Reis

Zutaten :

- 1 Lachsfilet

- 1 Tasse Spargel, geputzt

- 1/2 Tasse gekochter brauner Reis

- 1 EL Olivenöl

- Frische Zitronenscheiben und Dill zum Garnieren

Anweisungen :

- Heizen Sie den Ofen auf 190 °C (375 °F) vor.

- Lachs und Spargel auf ein Backblech legen, mit Olivenöl beträufeln und mit schwarzem Pfeffer würzen.

- 12–15 Minuten backen oder bis der Lachs durchgegart ist.

- Mit einer Beilage aus braunem Reis servieren und mit Zitrone und frischem Dill garnieren.

Gefüllte Paprika mit schwarzen Bohnen und Quinoa

Zutaten :

- 2 Paprika, halbiert und entkernt

- 1/2 Tasse gekochter Quinoa

- 1/4 Tasse schwarze Bohnen, abgespült und abgetropft

- 1/4 Tasse gewürfelte Tomaten

- 1 EL Koriander, gehackt

- Mit Paprika und Kreuzkümmel bestreuen

Anweisungen :

- Heizen Sie den Ofen auf 190 °C (375 °F) vor.

- Mischen Sie in einer Schüssel Quinoa, schwarze Bohnen, Tomaten, Koriander, Paprika und Kreuzkümmel.

- Die Masse in die Paprikahälften löffeln und auf ein Backblech legen.

- 20 Minuten backen oder bis die Paprika weich sind. Warm servieren.

Gemüsepfanne mit Tofu und Naturreis

Zutaten :

- 1/2 Block Tofu, gewürfelt

- 1/2 Tasse Paprika, in Scheiben geschnitten

- 1/2 Tasse Brokkoliröschen

- 1/2 Tasse geschnittene Karotten

- 1 EL natriumarme Sojasauce

- 1 EL Sesamöl

- 1/2 Tasse gekochter brauner Reis

Anweisungen :

1. Sesamöl in einer Pfanne erhitzen und den Tofu darin goldbraun braten.

2. Paprika, Brokkoli und Karotten hinzufügen und unter Rühren braten, bis sie zart und knusprig sind.

3. Sojasauce hinzufügen und umrühren, bis alles gut überzogen ist.

4. Mit einer Beilage aus braunem Reis servieren.

Herzfreundliche Snacks und Smoothies

Snacks können ein wesentlicher Bestandteil einer ausgewogenen Ernährung sein, insbesondere wenn es darum geht, den Blutzuckerspiegel zu stabilisieren, den ganzen Tag über Energie zu haben und den Hunger in Schach zu halten. Für die Herzgesundheit sollten Snacks nährstoffreich sein und sich auf Ballaststoffe, gesunde Fette, mageres Eiweiß und Antioxidantien konzentrieren. Smoothies sind eine vielseitige Option und bieten eine praktische Möglichkeit, Obst, Gemüse und andere herzfreundliche Zutaten zu sich zu nehmen. Hier sind einige einfach zuzubereitende Snack- und Smoothie-Ideen, die die Herzgesundheit unterstützen.

Ideen für herzgesunde Snacks

Diese Snacks lassen sich schnell zubereiten, sind tragbar und stillen den Heißhunger, während sie gleichzeitig eine kräftige Dosis herzschützender Nährstoffe liefern.

Apfelscheiben mit Mandelbutter

Zutaten : 1 Apfel (in Scheiben geschnitten), 1–2 EL Mandelbutter.

Vorteile : Äpfel sind reich an Ballaststoffen, insbesondere Pektin, das den Cholesterinspiegel senken kann. Mandelbutter ist eine gute Quelle für gesunde Fette und Magnesium, das die Herzfunktion unterstützen kann.

Zubereitung : Schneiden Sie einen Apfel in Scheiben und verteilen Sie auf jeder Scheibe eine dünne Schicht Mandelbutter. Genießen Sie eine Kombination aus knuspriger und cremiger Textur, die lang anhaltende Energie liefert.

Griechischer Joghurt mit Beeren und Walnüssen

Zutaten : 1/2 Tasse griechischer Joghurt, 1/4 Tasse gemischte Beeren (Blaubeeren, Erdbeeren, Himbeeren), 1 EL gehackte Walnüsse.

Vorteile : Griechischer Joghurt bietet Kalzium und Protein, während Beeren reich an Antioxidantien und Vitamin C sind und Walnüsse Omega-3-Fettsäuren und Ballaststoffe liefern.

Zubereitung : Geben Sie frische Beeren auf den griechischen Joghurt und bestreuen Sie ihn mit gehackten Walnüssen für einen cremigen, erfrischenden Snack.

Karottensticks und Hummus

Zutaten : 1/2 Tasse Babykarotten oder Karottensticks, 2 EL Hummus.

Vorteile : Karotten enthalten viel Beta-Carotin, das die Herzgesundheit unterstützen kann. Hummus aus Kichererbsen ist eine Quelle für pflanzliches Eiweiß, Ballaststoffe und gesunde Fette.

Zubereitung : Dippen Sie Karottensticks in Hummus, um einen sättigenden, nährstoffreichen Snack zu erhalten, der reich an Ballaststoffen und arm an ungesunden Fetten ist.

Studentenfutter mit Nüssen, Samen und Trockenfrüchten

Zutaten : 1/4 Tasse Mischung aus Mandeln, Walnüssen, Kürbiskernen und einigen getrockneten Preiselbeeren oder Rosinen.

Vorteile : Nüsse und Samen liefern herzgesunde Fette, Ballaststoffe und Antioxidantien. Eine kleine Menge Trockenobst sorgt für natürliche Süße ohne übermäßigen Zucker.

Zubereitung : Nüsse, Samen und Trockenfrüchte in einem kleinen Behälter vermischen. Achten Sie auf die Portionsgröße, da Nüsse viele Kalorien enthalten.

Avocado-Toast auf Vollkorncrackern

Zutaten : 1/2 Avocado, zerdrückt, 2-3 Vollkorncracker.

Vorteile : Avocados sind reich an einfach ungesättigten Fetten, Kalium und Ballaststoffen, die alle dazu beitragen können, den Blutdruck zu senken und die Herz-Kreislauf-Gesundheit zu unterstützen.

Zubereitung : Streichen Sie zerdrückte Avocado auf Vollkorncracker und streuen Sie für zusätzlichen Geschmack eine Prise schwarzen Pfeffer oder rote Pfefferflocken darüber.

Herzfreundliche Smoothie-Rezepte

Smoothies sind eine hervorragende Möglichkeit, eine Reihe herzgesunder Zutaten in einem praktischen Getränk zu vereinen. Hier sind einige Smoothie-Optionen, die Ballaststoffe, Antioxidantien und gesunde Fette hervorheben.

Grüner Beeren-Smoothie

Zutaten : 1 Tasse Spinat, 1/2 Tasse gemischte Beeren, 1/2 Banane, 1 Tasse ungesüßte Mandelmilch, 1 EL Chiasamen.

Vorteile : Spinat enthält viel Kalium und Folsäure, was zur Regulierung des Blutdrucks beitragen kann. Beeren liefern Antioxidantien und Chiasamen liefern herzgesunde Omega-3-Fettsäuren.

Zubereitung : Alle Zutaten glatt rühren. Sofort servieren, um einen nährstoffreichen, erfrischenden Smoothie zu erhalten.

Tropischer herzgesunder Smoothie

Zutaten : 1/2 Tasse gefrorene Ananas, 1/2 Tasse gefrorene Mango, 1/2 Tasse Karottensaft, 1/2 Tasse ungesüßtes Kokoswasser, 1 EL gemahlener Leinsamen.

Vorteile : Ananas und Mango enthalten Antioxidantien und Ballaststoffe. Karottensaft liefert Beta-Carotin und Leinsamen sind reich an Omega-3-Fettsäuren.

Zubereitung : Alle Zutaten glatt rühren. Die tropischen Früchte sorgen für eine natürliche Süße, während Leinsamen für einen Schub gesunder Fette sorgen.

Haferflocken-Beeren-Smoothie

Zutaten : 1/4 Tasse Haferflocken, 1/2 Tasse gemischte Beeren, 1/2 Banane, 1 Tasse fettarme Milch oder Mandelmilch, 1 EL Mandelbutter.

Vorteile : Hafer liefert Ballaststoffe, die den Cholesterinspiegel senken können, während Beeren Antioxidantien liefern. Mandelbutter und Milch sorgen für Cremigkeit und eine Portion gesunder Fette.

Zubereitung : Zuerst die Haferflocken zerkleinern, dann die restlichen Zutaten hinzufügen und glatt rühren. Genießen Sie einen herzgesunden, sättigenden Smoothie.

Avocado-Spinat-Smoothie

Zutaten : 1/2 Avocado, 1 Tasse Spinat, 1/2 Apfel (in Scheiben geschnitten), 1 Tasse ungesüßte Mandelmilch, 1 EL Leinsamen.

Vorteile : Avocados enthalten herzgesunde einfach ungesättigte Fette, Spinat liefert wichtige Nährstoffe und Leinsamen liefern Omega-3-Fettsäuren und Ballaststoffe.

Zubereitung : Alle Zutaten zu einem cremigen, sättigenden grünen Smoothie glatt rühren.

Schokoladen-Bananen-Protein-Smoothie

Zutaten : 1/2 Banane, 1 Tasse fettarme Milch oder Mandelmilch, 1 EL Kakaopulver (ungesüßt), 1 EL Mandelbutter, 1 Messlöffel Proteinpulver (optional).

Vorteile : Bananen liefern Kalium, das bei der Regulierung des Blutdrucks helfen kann, während Kakaopulver Flavonoide enthält, die für ihre herzgesunden Wirkung bekannt sind.

Zubereitung : Mixen, bis eine glatte Masse entsteht. Der Kakao verleiht einen Schokoladengeschmack ohne überschüssigen Zucker und macht diesen Smoothie zu einem herzgesunden Leckerbissen.

7

NAHRUNGSERGÄNZUNGSMITTEL UND SUPERFOODS

WELCHE NAHRUNGSERGÄNZUNGSMITTEL UNTERSTÜTZEN DIE HERZGESUNDHEIT?

Während eine ausgewogene Ernährung die Grundlage für eine gesunde Herzfunktion bildet, können bestimmte Nahrungsergänzungsmittel die Herz-Kreislauf-Funktion zusätzlich unterstützen. Es ist wichtig zu beachten, dass Nahrungsergänzungsmittel einen gesunden Lebensstil ergänzen und nicht ersetzen sollten. Vor Beginn einer Nahrungsergänzung ist eine Beratung durch einen Arzt unerlässlich, da einige Nahrungsergänzungsmittel Wechselwirkungen mit Medikamenten haben können oder nicht für jeden geeignet sind. Im Folgenden untersuchen wir wichtige Nahrungsergänzungsmittel, die bekanntermaßen die Herzgesundheit unterstützen, und die Wissenschaft hinter ihren Vorteilen.

1. Omega-3-Fettsäuren

- **Was sie sind** : Omega-3-Fettsäuren sind essentielle Fette, die eine entscheidende Rolle für die Gesundheit von Gehirn und Herz spielen. Sie sind häufig in Fischölergänzungsmitteln enthalten.

- **So wirken sie** : Omega-3-Fettsäuren helfen, Entzündungen im Körper zu reduzieren, die eine Hauptursache für Herz-Kreislauf-Erkrankungen sind. Sie können den Triglyceridspiegel senken, den Blutdruck reduzieren und Plaquebildung in den Arterien verhindern.

- **Quellen** : Fischöl, Krillöl und Algenöl (eine pflanzliche Omega-3-Quelle für diejenigen, die tierische Produkte meiden).

- **Empfohlene Dosierung** : Die American Heart Association empfiehlt 1.000 mg pro Tag für eine allgemeine Herzgesundheit, obwohl für Personen mit hohem Triglyceridspiegel höhere Dosen empfohlen werden können.

2. Coenzym Q10 (CoQ10)

- **Was es ist** : Coenzym Q10 (CoQ10) ist ein natürliches Antioxidans, das im Körper vorkommt, insbesondere im Herzen, der Leber und den Nieren. Es ist für die zelluläre Energieproduktion unerlässlich.

- **Wirkungsweise** : CoQ10 verbessert die Energieproduktion in Herzzellen und hat antioxidative Eigenschaften, die Zellen vor Schäden schützen. Es ist besonders vorteilhaft für Patienten, die Statine einnehmen, da diese cholesterinsenkenden Medikamente den CoQ10-Spiegel senken können.

- **Quellen** : Obwohl CoQ10 in kleinen Mengen in Nahrungsmitteln wie Fisch, Fleisch und Vollkorn vorkommt, ist zum Erreichen therapeutischer Werte oft eine Nahrungsergänzung erforderlich.

- **Empfohlene Dosierung** : 100–200 mg pro Tag sind üblich, die Dosierung kann jedoch je nach individuellem Bedarf und ärztlichem Rat variieren.

3. Magnesium

- **Was es ist** : Magnesium ist ein Mineral, das für über 300 biochemische Reaktionen im Körper essentiell ist, einschließlich Muskel- und Nervenfunktionen, Blutzuckerkontrolle und Blutdruckregulierung.

- **Wirkungsweise** : Magnesium hilft bei der Entspannung der Blutgefäße, was den Blutdruck senken und das Risiko von Herzrhythmusstörungen verringern kann. Es unterstützt auch einen gesunden Herzrhythmus und kann die allgemeine Herz-Kreislauf-Gesundheit verbessern.

- **Quellen** : Grünes Blattgemüse, Nüsse, Samen und Vollkorn sind Nahrungsquellen für Magnesium, allerdings können Nahrungsergänzungsmittel helfen, einen ausreichenden Spiegel zu erreichen.

- **Empfohlene Dosierung** : Es werden 200–400 mg täglich empfohlen, die Dosis sollte jedoch den individuellen Bedürfnissen angepasst werden, insbesondere bei Personen mit Nierenproblemen.

4. Ballaststoffpräparate (Flohsamen, Beta-Glucan)

- **Was sie sind** : Ballaststoffpräparate wie Flohsamenschalen und Beta-Glucan können Menschen helfen, denen es schwerfällt, allein über die Ernährung genügend Ballaststoffe aufzunehmen.

- **So wirken sie** : Lösliche Ballaststoffe, wie sie in Flohsamen und Beta-Glucan (aus Hafer) vorkommen, binden Cholesterin im Verdauungssystem, helfen, es aus dem Körper zu entfernen und den Gesamtcholesterinspiegel zu senken. Ballaststoffe können auch den Blutzucker stabilisieren, den Blutdruck senken und ein gesundes Gewicht unterstützen.

- **Quellen** : Flohsamenschalen (oft in Ballaststoffpräparaten enthalten) und Beta-Glucan aus Hafer und Gerste.

- **Empfohlene Dosierung** : 5–10 Gramm lösliche Ballaststoffe pro Tag. Es ist jedoch wichtig, die Ballaststoffaufnahme schrittweise zu erhöhen und viel Wasser zu trinken.

5. Vitamin D

- **Was es ist** : Vitamin D ist ein fettlösliches Vitamin, das für die Knochengesundheit, die Immunfunktion und die Herz-Kreislauf-Gesundheit wichtig ist.

- **Wirkungsweise** : Vitamin D wirkt entzündungshemmend und trägt zur Erhaltung der Elastizität der Blutgefäße bei. Ein Mangel an Vitamin D steht im Zusammenhang mit einem erhöhten Risiko für Bluthochdruck, Herzinfarkte und andere Herz-Kreislauf-Probleme.

- **Quellen** : Sonnenlicht ist eine natürliche Quelle, ebenso wie angereicherte Lebensmittel, fetter Fisch und Nahrungsergänzungsmittel.

- **Empfohlene Dosierung** : Im Allgemeinen werden 1.000–2.000 IE pro Tag empfohlen. Bei Personen mit einem Mangel, der durch eine Blutuntersuchung festgestellt wird, können jedoch höhere Dosen erforderlich sein.

6. L-Carnitin

- **Was es ist** : L-Carnitin ist ein Aminosäurederivat, das eine Rolle bei der Energieproduktion spielt, indem es Fettsäuren in die Mitochondrien transportiert.

- **Wirkungsweise** : L-Carnitin hat das Potenzial, das Energieniveau in Herzzellen zu verbessern, insbesondere bei Personen mit Herzinsuffizienz. Es kann auch dazu beitragen, das Risiko von Angina (Brustschmerzen) und Herzrhythmusstörungen zu verringern.

- **Quellen** : L-Carnitin ist natürlicherweise in Fleisch und Milchprodukten enthalten, es sind jedoch auch Nahrungsergänzungsmittel erhältlich.

- **Empfohlene Dosierung** : 500–2.000 mg pro Tag, basierend auf individuellen Gesundheitsbedürfnissen und professioneller Anleitung.

7. Knoblauchextrakt

- **Was es ist** : Knoblauchextrakt, insbesondere gealterter Knoblauchextrakt, ist ein natürliches Nahrungsergänzungsmittel, das aus Knoblauchknollen gewonnen wird.

- **Wirkungsweise** : Knoblauch senkt nachweislich den Blutdruck, verbessert den Cholesterinspiegel und verhindert die Bildung von Plaque in den Arterien. Außerdem wirkt er natürlich entzündungshemmend und hat eine leicht blutverdünnende Wirkung.

- **Quellen** : Knoblauchpräparate, Kapseln oder Tabletten mit gealtertem Knoblauchextrakt.

- **Empfohlene Dosierung** : 600–1.200 mg Knoblauchextrakt pro Tag, je nach individuellem Bedarf.

8. Curcumin (Kurkuma-Extrakt)

- **Was es ist** : Curcumin ist der Wirkstoff in Kurkuma, einem gelben Gewürz, das häufig in der Küche verwendet wird.

- **Wirkungsweise** : Curcumin hat eine starke entzündungshemmende und antioxidative Wirkung, die Entzündungen in den Blutgefäßen reduzieren und die Herzgesundheit unterstützen kann.

- **Quellen** : Curcumin-Ergänzungsmittel sind normalerweise konzentrierter als Kurkumapulver allein und werden oft mit schwarzem Pfefferextrakt kombiniert, um die Aufnahme zu verbessern.

- **Empfohlene Dosierung** : 500–1.000 mg Curcumin-Extrakt pro Tag, oft auf zwei Dosen aufgeteilt für eine bessere Aufnahme.

9. Kalium

- **Was es ist** : Kalium ist ein essentielles Mineral, das hilft, den Flüssigkeitshaushalt, Nervensignale und Muskelkontraktionen zu regulieren.

- **Wirkungsweise** : Kalium unterstützt die Herzgesundheit, indem es die Wirkung von Natrium neutralisiert, den Blutdruck senkt und das Schlaganfallrisiko verringert.

- **Quellen** : Nahrungsmittel wie Bananen, Orangen, Kartoffeln und Blattgemüse sind gute Quellen, für diejenigen, die zusätzliche Unterstützung benötigen, können jedoch Nahrungsergänzungsmittel empfohlen werden.

- **Empfohlene Dosierung** : 2.500–3.000 mg pro Tag aus Nahrungsquellen, Nahrungsergänzungsmittel nur unter ärztlicher Aufsicht.

SUPERFOODS ZUR STÄRKUNG DER HERZGESUNDHEIT: KNOBLAUCH, KURKUMA UND MEHR

Superfoods sind nährstoffreiche Lebensmittel, die bei minimalem Kaloriengehalt eine Fülle an Vitaminen, Mineralien und Antioxidantien liefern. Für die Herzgesundheit zeichnen sich bestimmte Superfoods durch ihre starken entzündungshemmenden, cholesterinsenkenden und blutdrucksenkenden Eigenschaften aus. Hier untersuchen wir die wirksamsten Superfoods, die zur Verbesserung der kardiovaskulären Gesundheit beitragen können, darunter Knoblauch, Kurkuma, Beeren, Blattgemüse und Nüsse. Die Aufnahme dieser Lebensmittel in Ihre tägliche Ernährung kann erhebliche herzschützende Vorteile bieten.

1. Knoblauch: Der natürliche Blutdruckregulator

- **Vorteile für die Herzgesundheit** : Knoblauch wird seit langem für seine medizinischen Eigenschaften geschätzt, insbesondere für die Herz-Kreislauf-Gesundheit. Er enthält Allicin, einen Wirkstoff, der zu seiner herzschützenden Wirkung beiträgt.

- **Wirkungsweise** : Allicin hilft, hohen Blutdruck zu senken, indem es die Blutgefäße entspannt und den Blutfluss verbessert. Knoblauch kann auch das LDL-Cholesterin (schlechtes Cholesterin) senken und Plaquebildung in den Arterien verhindern.

- **Anwendung** : Frischer, roher Knoblauch enthält am meisten Allicin, aber Nahrungsergänzungsmittel mit gereiftem Knoblauch können eine praktische Alternative sein. Wenn Sie Knoblauch zu Ihren Mahlzeiten hinzufügen oder ihn roh mit einem Glas Wasser verzehren, können Sie Ihr Herz-Kreislauf-System regelmäßig unterstützen.

2. Kurkuma: Stark entzündungshemmendes Gewürz

- **Vorteile für die Herzgesundheit : Kurkuma, insbesondere sein Wirkstoff Curcumin, ist für seine** starke entzündungshemmende und antioxidative Wirkung bekannt .

- **Wirkungsweise** : Curcumin reduziert Entzündungen in den Arterien und trägt so dazu bei, das Risiko von Herz-Kreislauf-Erkrankungen zu senken. Es bekämpft auch oxidativen Stress, der zur Entwicklung von Herzerkrankungen beitragen kann.

- **Anwendung** : Verwenden Sie Kurkumapulver beim Kochen, geben Sie es zu Smoothies oder nehmen Sie Kurkuminpräparate mit schwarzem Pfeffer (zur besseren Aufnahme) für einen täglichen Energieschub ein.

3. Beeren: Reich an Antioxidantien und Polyphenolen

- **Vorteile für die Herzgesundheit** : Beeren, darunter Blaubeeren, Erdbeeren, Himbeeren und Brombeeren, sind reich an Antioxidantien wie Anthocyanen und Polyphenolen.

- **Wirkungsweise** : Die Antioxidantien in Beeren reduzieren oxidativen Stress, der Blutgefäße schädigen und zu Entzündungen führen kann. Beeren enthalten außerdem Ballaststoffe und sind von Natur aus zuckerarm, was bei der Regulierung von Cholesterin und Blutdruck hilft.

- **Anwendung** : Fügen Sie Ihren täglichen Mahlzeiten eine Auswahl an frischen oder gefrorenen Beeren hinzu – zum Beispiel in Frühstücks-Smoothies, Salaten oder als einfachen Snack.

4. Blattgemüse: Nährstoffreiche Kraftpakete

- **Vorteile für die Herzgesundheit** : Blattgemüse wie Spinat, Grünkohl und Mangold enthalten viel Nitrate, Antioxidantien und wichtige Vitamine wie Vitamin K.

- **Wirkungsweise** : Nitrate helfen, die Blutgefäße zu erweitern, was die Durchblutung verbessern und den Blutdruck senken kann. Die Antioxidantien in Grünpflanzen reduzieren Entzündungen und Vitamin K unterstützt die Blutgerinnung und die Gefäßgesundheit.

- **Anwendung** : Versuchen Sie, Blattgemüse in mindestens eine Mahlzeit pro Tag einzubauen. Sie können es in Salaten, Smoothies oder als Beilage verwenden.

5. Nüsse und Samen: Reich an herzgesunden Fetten

- **Vorteile für die Herzgesundheit** : Nüsse wie Mandeln, Walnüsse und Samen wie Leinsamen und Chiasamen liefern gesunde Fette, Ballaststoffe und pflanzliches Eiweiß.

- **So wirken sie** : Omega-3-Fettsäuren in Walnüssen und Leinsamen wirken entzündungshemmend, während die Ballaststoffe helfen, den Cholesterinspiegel zu regulieren. Nüsse können auch das Risiko einer Blutgerinnung senken.

- **Anwendung** : Geben Sie eine Handvoll roher, ungesalzener Nüsse oder Samen zu Mahlzeiten oder Snacks hinzu oder streuen Sie sie über Salate und Haferbrei.

6. Hafer: Ein natürlicher Cholesterin-Kämpfer

- **Vorteile für die Herzgesundheit** : Hafer ist ein ballaststoffreiches Vollkorn, besonders reich an einem löslichen Ballaststoff namens Beta-Glucan.

- **Wirkungsweise** : Beta-Glucan bindet Cholesterin im Verdauungstrakt und trägt so zur Senkung des Gesamtcholesterinspiegels und des LDL-Cholesterins bei. Hafer hat außerdem einen niedrigen glykämischen Index und unterstützt einen gesunden Blutzuckerspiegel.

- **Anwendung** : Beginnen Sie Ihren Tag mit einer Schüssel Haferbrei, geben Sie Hafer in Smoothies oder verwenden Sie Hafermehl zum Backen für eine herzfreundliche Wirkung.

7. Grüner Tee: Ein beruhigendes antioxidatives Getränk

- **Vorteile für die Herzgesundheit** : Grüner Tee ist reich an Katechinen und Polyphenolen, Antioxidantien, die die Herzgesundheit fördern, indem sie die Durchblutung verbessern und Entzündungen reduzieren.

- **Wirkungsweise** : Die Catechine im grünen Tee verbessern die Funktion der Blutgefäße und können die Bildung von Arterienverkalkung verringern. Regelmäßiger Konsum kann den LDL-Cholesterinspiegel senken und den Blutdruck verbessern.

- **Anwendung** : Trinken Sie täglich 1-2 Tassen grünen Tee. Vermeiden Sie die Zugabe von Zucker oder Sahne, um das Herz gesund zu halten.

8. Avocados: Nährstoffreiche Früchte für die Herzgesundheit

- **Vorteile für die Herzgesundheit** : Avocados enthalten viel einfach ungesättigtes Fett, Kalium und Ballaststoffe – alles Dinge, die sich positiv auf die Herzgesundheit auswirken.

- **So wirken sie** : Einfach ungesättigte Fette tragen zur Senkung des LDL-Cholesterinspiegels bei, ohne das HDL- Cholesterin (gutes Cholesterin) zu senken, und Kalium trägt zur Regulierung des Blutdrucks bei.

- **Anwendung** : Integrieren Sie Avocado in Salate, Smoothies oder als Brotaufstrich auf Vollkorntoast.

9. Dunkle Schokolade: Eine leckere Quelle für Flavanole

- **Vorteile für die Herzgesundheit** : Dunkle Schokolade (mit mindestens 70 % Kakao) enthält Flavonoide, Antioxidantien, die die Herzgesundheit unterstützen.

- **So funktioniert es** : Flavonoide können die Durchblutung verbessern, den Blutdruck senken und die Endothelfunktion verbessern, was alles zu einer besseren Herz-Kreislauf-Gesundheit beiträgt.

- **Anwendung** : Genießen Sie täglich ein kleines Stück dunkle Schokolade. Vermeiden Sie Milchschokolade oder Schokolade mit hohem Zuckergehalt, um die beste Wirkung auf das Herz zu erzielen.

TEIL 3: BEWEGUNG UND KÖRPERLICHE AKTIVITÄT

8

BEWEGUNG UND HERZGESUNDHEIT

WARUM KÖRPERLICHE AKTIVITÄT ZUR UMKEHRUNG VON HERZERKRANKUNGEN UNERLÄSSLICH IST

Körperliche Aktivität ist ein Eckpfeiler der Vorbeugung und Heilung von Herzkrankheiten. Sie fördert die Herzgesundheit, indem sie das Herz-Kreislauf-System direkt stärkt und Faktoren verbessert, die zu Herzkrankheiten beitragen, wie Bluthochdruck, Fettleibigkeit, Cholesterinspiegel und Insulinresistenz. Bewegung stärkt auch die geistige Gesundheit und emotionale Belastbarkeit, die für die Behandlung chronischer Krankheiten wie Herzkrankheiten von entscheidender Bedeutung sind. Hier erfahren Sie ausführlich, warum körperliche Aktivität für die Heilung von Herzkrankheiten so wichtig ist.

1. Stärkt den Herzmuskel

Wie jeder Muskel wird auch das Herz durch regelmäßiges Training stärker und leistungsfähiger. Aerobe Aktivitäten wie Gehen, Joggen, Schwimmen und Radfahren erfordern eine anhaltende Aktivität des Herzens, die:

- **Verbessert die Herzmuskelkraft** : Ein stärkeres Herz pumpt das Blut effizienter, wodurch die Gesamtarbeitsbelastung reduziert und das Herz-Kreislauf-System optimal funktioniert.

- **Senkt die Ruheherzfrequenz** : Da das Herz leistungsfähiger wird, muss es im Ruhezustand nicht so oft pumpen, was die Belastung reduziert und Energie spart.

Ein leistungsfähigeres Herz kann Stressfaktoren besser bewältigen und regelmäßige aerobe Übungen stärken den Herzmuskel, wodurch mit der Zeit das Risiko von Herzproblemen verringert wird.

2. Senkt den Blutdruck

Regelmäßige körperliche Aktivität ist ein bewährtes Mittel, um sowohl den systolischen als auch den diastolischen Blutdruck zu senken. Erhöhter Blutdruck zwingt das Herz, härter zu arbeiten, um Blut zu pumpen, was das Risiko einer Herzerkrankung erhöht. Bewegung reduziert dieses Risiko durch:

- **Verbesserung der Flexibilität der Blutgefäße** : Körperliche Aktivität trägt dazu bei, die Flexibilität der Arterien und Venen zu erhalten, sodass das Blut ohne zusätzlichen Druck ungehindert fließen kann.

- **Steigerung der Stickoxid-Produktion : Sport stimuliert die Produktion von Stickoxid, einem Molekül, das** die Blutgefäße entspannt und den Blutdruck auf natürliche Weise senkt.

Es hat sich gezeigt, dass sogar moderate Aktivitäten wie zügiges Gehen dabei helfen, den Blutdruck wirksam zu regulieren.

3. Hilft bei der Gewichtskontrolle

Übergewicht, insbesondere im Bauchbereich, ist ein Risikofaktor für Herzerkrankungen, da es zu erhöhtem Cholesterin, Bluthochdruck und Diabetes beiträgt. Körperliche Aktivität:

- **Verbrennt Kalorien und reduziert Körperfett** : Regelmäßige Bewegung in Kombination mit einer ausgewogenen Ernährung trägt dazu bei, ein

Kaloriendefizit aufzubauen, das zur Gewichtsabnahme oder zum Halten des Gewichts führt.

- **Reduziert Bauchfett** : Die Reduzierung von Bauchfett ist besonders vorteilhaft, da diese Art von Fett (viszerales Fett) eng mit Herzerkrankungen in Verbindung gebracht wird.

Die Aufrechterhaltung eines gesunden Körpergewichts durch sportliche Betätigung ist eine der wirksamsten Möglichkeiten, das Risiko einer Herzerkrankung zu senken und die kardiovaskuläre Gesundheit langfristig zu unterstützen.

4. Senkt das LDL-Cholesterin und erhöht das HDL-Cholesterin

Sport kann den LDL-Cholesterinspiegel (oft als „schlechtes" Cholesterin bezeichnet) senken und gleichzeitig den HDL-Cholesterinspiegel („gutes" Cholesterin) erhöhen, der das Herz schützt. Dies wird erreicht durch:

- **Verbessertes Lipidprofil** : Körperliche Aktivität hilft dem Körper, Fette effektiver zu verstoffwechseln, wodurch schädliche Cholesterinwerte gesenkt werden.

- **Verbesserter Fetttransport im Blut** : HDL-Cholesterin hilft, überschüssiges Cholesterin aus dem Blut zu entfernen, es zur Ausscheidung in die Leber zu transportieren und das Risiko einer Plaquebildung in den Arterien zu verringern.

Die Senkung des LDL- und die Erhöhung des HDL-Spiegels ist entscheidend für die Umkehrung und Verhinderung des Fortschreitens von Herzerkrankungen.

5. Verbessert die Insulinempfindlichkeit und die Blutzuckerkontrolle

Menschen mit Insulinresistenz oder Diabetes haben ein deutlich höheres Risiko, an Herzkrankheiten zu erkranken. Sport verbessert die Insulinempfindlichkeit und macht die Zellen empfänglicher für Insulin, was zu einer besseren Blutzuckerkontrolle beiträgt. Insbesondere körperliche Aktivität:

- **Erhöht die Glukoseaufnahme in den Muskelzellen** : Wenn die Muskeln aktiv sind, nehmen sie mehr Glukose aus dem Blutkreislauf auf und helfen so, den Blutzuckerspiegel zu regulieren.

- **Reduziert die Insulinresistenz** : Regelmäßige Bewegung senkt die Insulinresistenz und trägt dazu bei, Typ-2-Diabetes, einen der Hauptverursacher von Herzerkrankungen, zu verhindern oder zu behandeln.

Eine bessere Blutzuckerkontrolle verringert das Risiko von Herz-Kreislauf-Schäden durch hohen Blutzucker und Insulinresistenz.

6. Reduziert Entzündungen

Chronische Entzündungen sind ein wesentlicher Faktor für das Fortschreiten von Herzerkrankungen. Sport hat entzündungshemmende Wirkungen, die dem Herz-Kreislauf-System zugute kommen:

- **Senkung von Entzündungsmarkern** : Regelmäßige körperliche Aktivität kann den Wert des C-reaktiven Proteins (CRP) und anderer Entzündungsmarker senken, die bei Menschen mit Herzerkrankungen häufig erhöht sind.

- **Stärkung der antioxidativen Abwehrkräfte** : Bewegung fördert die natürlichen antioxidativen Mechanismen des Körpers, die vor Zellschäden und Entzündungen schützen.

Durch die Verringerung der Entzündungen kann körperliche Aktivität dazu beitragen, die durch Herzerkrankungen verursachten Schäden an den Blutgefäßen zu verlangsamen oder sogar umzukehren.

7. Verbessert das emotionale Wohlbefinden und reduziert Stress

Stressbewältigung und psychische Gesundheit sind ein entscheidender, aber oft übersehener Aspekt bei der Heilung von Herzkrankheiten. Sport setzt Endorphine frei, die die Stimmung auf natürliche Weise heben, und hilft, Stresshormone wie Cortisol zu reduzieren. Dies:

- **Reduziert die physiologische Reaktion auf Stress** : Regelmäßige Bewegung trägt dazu bei, die Stressreaktion des Körpers zu reduzieren und senkt Blutdruck und Herzfrequenz.

- **Verbessert den Schlaf und die geistige Klarheit** : Eine durch Bewegung verbesserte geistige Gesundheit ist von entscheidender Bedeutung für herzgesunde Entscheidungen in Bezug auf Ernährung, Lebensstil und Stressbewältigung.

Eine Reduzierung des Stressniveaus kann sich direkt und positiv auf die Herzgesundheit auswirken und dabei helfen, gesunde Gewohnheiten beizubehalten und Herzerkrankungen vorzubeugen.

8. Baut langfristige Belastbarkeit und Engagement für gesunde Gewohnheiten auf

Regelmäßiges Training führt zu einer verbesserten körperlichen und geistigen Belastbarkeit, die für die Behandlung und Umkehrung chronischer Erkrankungen wie Herzkrankheiten unerlässlich ist. Regelmäßige körperliche Aktivität fördert häufig andere positive Veränderungen des Lebensstils, wie z. B. eine gesündere Ernährung, die Raucherentwöhnung und ein besseres Stressmanagement. Im Laufe der Zeit:

- **Bewegung wird zur Gewohnheit** : Wenn Sie Bewegung zu einem regelmäßigen Bestandteil Ihres täglichen Lebens machen, entsteht eine positive Rückkopplungsschleife für eine bessere Gesundheit.

- **Die Herzgesundheit wird nachhaltiger** : Indem die körperliche Gesundheit im Mittelpunkt des Lebensstils steht, können Menschen ihr Herzkrankheitsrisiko langfristig wirksamer steuern und reduzieren.

WIE BEWEGUNG HILFT, DEN BLUTDRUCK ZU SENKEN UND DIE DURCHBLUTUNG ZU VERBESSERN

Bewegung spielt eine entscheidende Rolle bei der Senkung des Blutdrucks und der Verbesserung der Durchblutung. Beides ist für die Herzgesundheit unerlässlich und ein grundlegender Bestandteil bei der Heilung von Herzkrankheiten. Körperliche Aktivität führt zu verschiedenen physiologischen Veränderungen, die sich direkt positiv auf das Herz-Kreislauf-System auswirken, darunter eine bessere Durchblutung, eine erhöhte Sauerstoffversorgung des Gewebes und eine geringere Arteriensteifigkeit. Lassen Sie uns untersuchen, wie Bewegung diese positiven Veränderungen bewirken kann.

1. Verbessert die Funktion und Flexibilität der Blutgefäße

Regelmäßige Bewegung fördert die Flexibilität und Funktion der Blutgefäße, was dazu beitragen kann, den Blutdruck zu senken und die Durchblutung zu verbessern. Bei jeder körperlichen Betätigung reagieren Ihre Blutgefäße auf den erhöhten Sauerstoffbedarf, indem sie sich ausdehnen, ein Vorgang, der als Vasodilatation bezeichnet wird. Dieser Vorgang:

- **Reduziert die Arteriensteifigkeit** : Durch körperliche Betätigung werden die Arterien elastischer, was den Gesamtwiderstand des Blutes auf seinem Weg durch die Gefäße senkt und so den Blutdruck senkt.

- **Fördert die Stickoxid-Produktion** : Sport stimuliert die Freisetzung von Stickoxid, einem Molekül, das die Blutgefäße entspannt und den Blutdruck senkt, indem es den Blutfluss erleichtert.

Durch die Verbesserung der Gefäßfunktion trägt regelmäßige Bewegung nicht nur zur Regulierung des Blutdrucks bei, sondern verringert auch das Risiko von Verstopfungen, die zu Herzinfarkten oder Schlaganfällen führen können.

2. Stärkt das Herz und ermöglicht ihm, effizienter zu pumpen

Ein stärkeres Herz ist ein effizienteres Herz, was zu einer besseren Durchblutung und einem niedrigeren Blutdruck führt. Bei regelmäßiger Bewegung:

- **Die Kraft des Herzmuskels nimmt zu** : Wie jeder andere Muskel wird auch das Herz durch regelmäßige körperliche Aktivität stärker und kann mit jedem Schlag mehr Blut pumpen.

- **Senkt die Ruheherzfrequenz** : Ein stärkeres Herz kann die gleiche Menge Blut mit weniger Schlägen pumpen, was zu einer niedrigeren Ruheherzfrequenz führt. Dies reduziert die Arbeitsbelastung des Herzens und ermöglicht ihm, auch unter Stressbedingungen effizienter zu arbeiten.

Wenn das Herz effizienter pumpt, kann es den Blutdruck besser regeln und so Blutdruckspitzen verhindern, die zu Herzerkrankungen führen können.

3. Fördert die Durchblutung und Sauerstoffzufuhr

Bewegung fördert die Durchblutung und sorgt dafür, dass das Blut alle Teile des Körpers effektiver erreicht. Diese verbesserte Durchblutung hat direkte Vorteile für die Blutdruckregulierung und die Herzgesundheit:

- **Steigert das Kapillarwachstum** : Körperliche Aktivität fördert das Wachstum der Kapillaren (kleine Blutgefäße), was die Verteilung von sauerstoffreichem Blut im ganzen Körper unterstützt und die Organ- und Muskelfunktion verbessert.

- **Verbessert die Sauerstoffeffizienz** : Durch körperliche Betätigung wird der Körper darauf trainiert, Sauerstoff effizienter zu nutzen, was bedeutet, dass weniger Blutdruck erforderlich ist, um Organe und Gewebe mit dem notwendigen Sauerstoff zu versorgen.

Diese Verbesserung der Durchblutung und Sauerstoffzufuhr verringert die Belastung des Herzens, senkt den Blutdruck und verringert das Risiko von Komplikationen im Zusammenhang mit Bluthochdruck.

4. Reduziert Körperfett und Blutdruck durch Gewichtsverlust

Übergewicht, insbesondere im Bauchbereich, ist mit hohem Blutdruck und einem erhöhten Risiko für Herzerkrankungen verbunden. Sport hilft, Körperfett abzubauen, was wiederum direkte Auswirkungen auf den Blutdruck hat:

- **Reduziert Bauchfett** : Überschüssiges viszerales Fett (Fett um die Organe herum) trägt zu Entzündungen und erhöhtem Blutdruck bei. Regelmäßige

Bewegung, insbesondere aerobe Aktivitäten wie Gehen, Radfahren und Schwimmen, zielt auf viszerales Fett ab, was mit einer besseren Blutdruckregulierung in Verbindung gebracht wird.

- **Verbessert die Stoffwechselgesundheit** : Bewegung kurbelt den Stoffwechsel an, hilft dem Körper, Nährstoffe effektiver zu verarbeiten und reduziert Faktoren wie Insulinresistenz, die zu Bluthochdruck beitragen.

Durch die Reduzierung von Übergewicht lässt sich der Blutdruck senken und die kardiovaskuläre Gesundheit langfristig fördern. Somit ist die Gewichtskontrolle durch Bewegung ein entscheidender Faktor bei der Umkehrung von Herzerkrankungen.

5. Senkt den Stresspegel und reduziert Blutdruckspitzen

Stress kann den Blutdruck erheblich beeinflussen. Körperliche Aktivität senkt nachweislich den Stresspegel, indem sie die Freisetzung von Endorphinen fördert, die natürliche Stimmungsaufheller sind, und Cortisol, ein Stresshormon, reduziert. Durch regelmäßige Bewegung:

- **Reduziert die physiologische Stressreaktion** : Bewegung hilft, die Reaktion des Körpers auf Stress zu regulieren, was zu weniger Blutdruckspitzen in Stresssituationen führt.

- **Verbessert das geistige Wohlbefinden** : Sport trägt zur Verbesserung der Stimmung und der geistigen Klarheit bei, wodurch der Umgang mit Stress im täglichen Leben erleichtert wird, was für die Stabilisierung des Blutdrucks unerlässlich ist.

Ein niedrigerer Stresspegel verhindert einen plötzlichen Blutdruckanstieg, der das Herz und die Arterien belasten kann, und verringert so mit der Zeit das Risiko von Herzproblemen.

6. Fördert eine bessere Blutzuckerkontrolle und senkt den Blutdruck

Menschen mit hohem Blutzuckerspiegel, wie z. B. Diabetiker oder Prädiabetiker, haben häufig einen höheren Blutdruck, was das Risiko einer Herzerkrankung erhöht. Sport hilft bei der Regulierung des Blutzucker- und Insulinspiegels durch:

- **Verbesserung der Insulinempfindlichkeit** : Durch körperliche Betätigung reagieren die Zellen besser auf Insulin, was zur Senkung des Blutzuckerspiegels beiträgt und die zur Verarbeitung von Glukose benötigte Insulinmenge verringert.

- **Stabilisierung von Blutzuckerschwankungen** : Durch die Kontrolle des Blutzuckerspiegels verhindert Bewegung plötzliche Blutzuckerspitzen, die den Blutdruck erhöhen können.

Eine bessere Blutzuckerkontrolle führt zu gesünderen Blutdruckwerten und macht Bewegung zu einer Schlüsselstrategie im Umgang mit Diabetes und dem Risiko von Herzerkrankungen.

7. Reduziert Entzündungen und unterstützt die Gefäßgesundheit

Chronische Entzündungen tragen zur Entwicklung von Bluthochdruck und Herzerkrankungen bei, indem sie die Blutgefäße schädigen und sie anfälliger für Plaquebildung machen. Regelmäßige Bewegung hat entzündungshemmende Wirkungen, die:

- **Entzündungsmarker senken** : Körperliche Aktivität senkt Marker wie das C-reaktive Protein (CRP), die mit Entzündungen und Herzerkrankungen in Verbindung stehen.

- **Stärkung des Immunsystems** : Bewegung steigert die allgemeine Immunfunktion, was zur Verringerung chronischer Entzündungen im Körper beiträgt und sich positiv auf die Blutgefäße und die Herzgesundheit auswirkt.

Durch die Verringerung der Entzündung werden die Blutgefäße und der Kreislauf gestärkt, was dazu beiträgt, den Blutdruck langfristig niedrig zu halten.

Trainingsarten für optimalen Blutdruck und Kreislauf

Um diese Vorteile zu erzielen, sind bestimmte Arten von Übungen besonders wirksam bei der Senkung des Blutdrucks und der Verbesserung der Durchblutung:

1. **Aerobic-Übungen (z. B. Gehen, Joggen, Radfahren)** – Aerobic-Aktivitäten sind ideal für das Herz-Kreislauf-Training, denn sie verbessern die Durchblutung, helfen bei der Gewichtskontrolle und senken den Blutdruck.

2. **Widerstandstraining (z. B. Gewichtheben)** – Hilft, den Muskeltonus und den Stoffwechsel zu verbessern, was sich indirekt positiv auf den Blutdruck auswirken kann, da Fett reduziert und die Insulinempfindlichkeit erhöht wird.

3. **Flexibilitäts- und Gleichgewichtsübungen (z. B. Yoga, Stretching)** – Reduzieren Sie Stress und verbessern Sie die Durchblutung. Dies ist besonders hilfreich für Personen, die ihre Ruheherzfrequenz senken und stressbedingte Blutdruckprobleme in den Griff bekommen möchten.

4. **Intervalltraining (z. B. hochintensives Intervalltraining oder HIIT)** – Der Wechsel zwischen hochintensiven und niedrigintensiven Übungen kann die Herzfunktion verbessern und den Blutdruck wirksam senken.

9

ERSTELLEN SIE EINE AUSGEWOGENE TRAININGSROUTINE

AEROBIC-ÜBUNGEN FÜR DIE HERZGESUNDHEIT

Aerobic-Übungen, auch bekannt als Herz-Kreislauf- oder Ausdauertraining, sind grundlegend für die Herzgesundheit und ein wesentlicher Bestandteil jedes ausgewogenen Trainingsprogramms. Diese Art von Aktivität erhöht Ihre Herzfrequenz und hält sie über einen längeren Zeitraum auf diesem Niveau, was den Herzmuskel stärkt, die Durchblutung verbessert und eine breite Palette weiterer gesundheitlicher Vorteile mit sich bringt. Hier untersuchen wir, wie sich Aerobic-Übungen auf die Herzgesundheit auswirken, wie viel optimal ist und wie man sie effektiv einbauen kann.

1. Wie Aerobic-Übungen die Herzgesundheit fördern

Aerobic-Übungen bieten zahlreiche Vorteile für die Herzgesundheit, darunter ein geringeres Risiko für Herz-Kreislauf-Erkrankungen, eine bessere Gewichtskontrolle und einen niedrigeren Blutdruck. Sehen wir uns die wichtigsten Möglichkeiten an, wie Aerobic-Aktivitäten die Herzgesundheit fördern:

- **Stärkt den Herzmuskel** : Bei aerobem Training muss das Herz schneller und stärker pumpen, um die Muskeln mit sauerstoffreichem Blut zu versorgen. Dieser Prozess stärkt mit der Zeit den Herzmuskel und ermöglicht ihm, effizienter und mit weniger Anstrengung zu pumpen.

- **Senkt den Blutdruck** : Regelmäßige aerobe Aktivität hilft, sowohl den systolischen als auch den diastolischen Blutdruck zu senken, indem sie die Flexibilität der Blutgefäße verbessert, die Arteriensteifigkeit verringert und den Blutfluss verbessert. Diese Blutdrucksenkung verringert die Arbeitsbelastung des Herzens und senkt das Risiko eines Herzinfarkts und Schlaganfalls.

- **Verbessert die Durchblutung** : Aerobic-Übungen verbessern die Durchblutung, indem sie die Erweiterung der Blutgefäße fördern und das Kapillarwachstum anregen. Eine verbesserte Durchblutung stellt sicher, dass Herz, Gehirn und andere Organe ausreichend mit Sauerstoff versorgt werden, was die Gesamtfunktion des Körpers unterstützt.

- **Erhöht das gute Cholesterin (HDL)** : Regelmäßiges aerobes Training hilft, den Spiegel des Lipoproteins (HDL) mit hoher Dichte zu erhöhen. Das ist das „gute“ Cholesterin, das hilft, LDL (schlechtes) Cholesterin aus den Arterien zu entfernen. Dies reduziert die Plaquebildung und verhindert die Verengung der Arterien, die zu Herzerkrankungen führen kann.

- **Hilft bei der Gewichtskontrolle** : Aerobic-Übungen verbrennen Kalorien und helfen, ein gesundes Gewicht zu halten. Die Aufrechterhaltung eines gesunden Gewichts verringert das Risiko von Bluthochdruck, Typ-2-Diabetes und hohem Cholesterinspiegel, die alle zum Risiko von Herzerkrankungen beitragen.

2. Wie viel Aerobic-Training ist erforderlich?

Um die herzgesunden Vorteile von aerobem Training zu nutzen, ist Beständigkeit der Schlüssel. Die American Heart Association (AHA) und andere

Gesundheitsorganisationen empfehlen die folgenden Richtlinien für eine optimale Herzgesundheit:

- **Aerobic-Übungen mittlerer Intensität** : Streben Sie mindestens 150 Minuten pro Woche an, oder etwa 30 Minuten pro Tag, fünf Tage die Woche. Beispiele hierfür sind zügiges Gehen, Radfahren oder Tanzen.

- **Aerobic-Übungen mit hoher Intensität** : Alternativ können Sie 75 Minuten pro Woche oder etwa 15 Minuten pro Tag an fünf Tagen in der Woche anstreben. Beispiele hierfür sind Laufen, Bahnen schwimmen oder hochintensives Intervalltraining (HIIT).

- **Kombination aus moderater und intensiver Aktivität** : Auch die Kombination aus moderater und intensiver Aktivität ist wirksam. Sie können beispielsweise zwischen zügigem Gehen und Joggen abwechseln, um die wöchentlichen Empfehlungen zu erfüllen.

Für diejenigen, die neu im Sport sind, ist es wichtig, mit kürzeren Einheiten zu beginnen und Dauer und Intensität mit der Zeit allmählich zu steigern. Selbst kürzere Aktivitätsperioden – wie drei 10-minütige Einheiten pro Tag – können sich positiv auf die Herzgesundheit auswirken, wenn sie über den Tag verteilt durchgeführt werden.

3. Arten von Aerobic-Übungen für die Herzgesundheit

Eine Vielzahl von Aerobic-Übungen kann Ihnen die kardiovaskulären Vorteile bieten, die Sie für die Herzgesundheit benötigen. Einige beliebte Formen der Aerobic-Aktivität sind:

- **Schnelles Gehen** : Gehen ist eine der einfachsten und zugänglichsten Formen von Aerobic-Übungen. Es ist gelenkschonend und schont die

Gelenke, was es ideal für Anfänger oder Personen mit Gelenkschmerzen macht.

- **Joggen oder Laufen** : Bei einem intensiveren Training erhöht Joggen oder Laufen die Herzfrequenz erheblich, steigert die Herz-Kreislauf-Fitness und verbrennt mehr Kalorien.

- **Radfahren** : Ob im Freien oder auf einem Heimtrainer, Radfahren ist ein hervorragendes gelenkschonendes Aerobic-Training, das sowohl das Herz-Kreislauf-System als auch die Unterkörpermuskulatur trainiert.

- **Schwimmen** : Schwimmen ist ein Ganzkörpertraining, das das Herz stärkt und gleichzeitig die Gelenke schont. Es ist besonders vorteilhaft für Personen mit Arthritis oder Gelenkproblemen.

- **Rudern** : Rudern bietet sowohl aerobe als auch Krafttrainingsvorteile, beansprucht Oberkörper, Unterkörper und Rumpf und fördert gleichzeitig die Herz-Kreislauf-Gesundheit.

- **Tanzen** : Tanzen ist eine unterhaltsame und gesellige Form von Aerobic-Übungen, die an unterschiedliche Fitnessniveaus angepasst werden kann. Schnelle Tanzstile wie Zumba können die Herzfrequenz effektiv erhöhen und so die Herz-Kreislauf-Gesundheit verbessern.

- **Hochintensives Intervalltraining (HIIT)** : HIIT kombiniert Phasen intensiver Aktivität mit kurzen Ruhephasen oder Übungen mit geringer Intensität. Diese Form des aeroben Trainings kann die Herzgesundheit in kürzerer Zeit sehr effektiv verbessern.

4. Tipps zum Starten und Aufrechterhalten einer Aerobic-Routine

Wenn Sie mit einem neuen Aerobic-Trainingsprogramm beginnen, ist es wichtig, langsam zu beginnen und innerhalb Ihrer Komfortzone zu bleiben, insbesondere wenn Sie an einer Herzerkrankung leiden. Hier sind einige Tipps, wie Sie Aerobic-Übungen nachhaltig in Ihr Training integrieren können:

- **Aufwärmen und Abkühlen** : Beginnen Sie immer mit einem fünfminütigen Aufwärmen und beenden Sie es mit einem fünfminütigen Abkühlen. Das Aufwärmen bereitet das Herz und die Muskeln auf das Training vor, während das Abkühlen es der Herzfrequenz ermöglicht, allmählich wieder in den Ruhezustand zurückzukehren.

- **Verfolgen Sie Ihre Intensität** : Eine gängige Methode zur Messung der Intensität ist der „Sprechtest" – wenn Sie ein Gespräch führen , aber nicht singen können, liegen Sie wahrscheinlich im mittleren Intensitätsbereich. Bei anstrengenden Aktivitäten kann das Sprechen in kurzen Sätzen eine Herausforderung sein.

- **Setzen Sie sich realistische Ziele** : Setzen Sie sich kleine, erreichbare Ziele, wie z. B. 10 Minuten nach jeder Mahlzeit spazieren zu gehen oder jede Woche fünf Minuten zu Ihrem Trainingsprogramm hinzuzufügen. Dieser schrittweise Ansatz kann Ihnen helfen, am Programm festzuhalten und ein Burnout zu vermeiden.

- **Überwachen Sie Ihre Herzfrequenz** : Durch die Überwachung Ihrer Herzfrequenz können Sie sicherstellen, dass Sie in einem sicheren Bereich trainieren. Bei mäßiger Intensität sollten Sie etwa 50–70 % Ihrer maximalen Herzfrequenz anstreben, während Sie bei intensivem Training zwischen 70– 85 % liegen sollten.

- **Machen Sie es angenehm** : Wählen Sie Aktivitäten, die Ihnen Spaß machen. Das erhöht die Wahrscheinlichkeit, dass Sie langfristig dabei bleiben. Wenn Sie sich an angenehmen Aktivitäten beteiligen, sei es ein Spaziergang in der Natur, Tanzen oder Radfahren mit einem Freund, kann sich Aerobic-Übungen weniger wie eine lästige Pflicht anfühlen.

- **Hören Sie auf Ihren Körper** : Wenn Sie Unwohlsein, Schwindelgefühl oder Kurzatmigkeit verspüren, verlangsamen Sie das Training oder hören Sie damit auf. Konsultieren Sie immer Ihren Arzt, bevor Sie ein neues Trainingsprogramm beginnen, insbesondere wenn Sie an einer Herzerkrankung leiden.

5. Die langfristigen Vorteile von Aerobic-Übungen

Die Einbeziehung von aerobem Training in Ihren Tagesablauf bietet langfristige Vorteile für die Herzgesundheit, die weit über die kardiovaskuläre Fitness hinausgehen:

- **Verbesserte Lebensqualität** : Regelmäßige aerobe Übungen fördern das geistige Wohlbefinden, steigern das Energieniveau und verbessern die Schlafqualität, was zu einer besseren allgemeinen Lebensqualität beiträgt.

- **Reduziertes Risiko eines erneuten Auftretens einer Herzerkrankung** : Bei Personen, die bereits ein kardiales Ereignis erlitten haben, verringert regelmäßiges aerobes Training das Risiko eines erneuten Auftretens, indem es hilft, Blutdruck, Cholesterin und Gewicht zu kontrollieren.

- **Höhere Lebenserwartung** : Studien belegen, dass Personen, die regelmäßig aerobe Aktivitäten ausüben, ein deutlich geringeres Risiko für

Herzkrankheiten und andere chronische Erkrankungen haben, was zu einem längeren und gesünderen Leben führt.

KRAFTTRAINING UND SEINE ROLLE FÜR DIE KARDIOVASKULÄRE GESUNDHEIT

Während aerobe Übungen oft im Mittelpunkt der Herzgesundheit stehen, ist Krafttraining ebenso wichtig. Kraft- oder Widerstandstraining umfasst Übungen, die darauf abzielen, Muskelkraft und Ausdauer zu steigern, was die Herz-Kreislauf-Gesundheit unterstützt, den Stoffwechsel verbessert und das allgemeine Wohlbefinden steigert. Vom Aufbau magerer Muskelmasse bis zur Unterstützung der Blutzuckerkontrolle hat Krafttraining viele kardiovaskuläre Vorteile , die zur Vorbeugung und Behandlung von Herzerkrankungen beitragen.

1. Die Vorteile des Krafttrainings für das Herz

Krafttraining bietet eine Reihe von Vorteilen speziell für die Herzgesundheit. So hilft es:

- **Senkt den Blutdruck** : Studien haben gezeigt, dass regelmäßiges Krafttraining dabei helfen kann, den Ruheblutdruck zu senken. Widerstandstraining erhöht die Durchblutung der Muskeln und verbessert die Gefäßfunktion, was die Arbeitsbelastung des Herzens verringert und mit der Zeit sowohl den systolischen als auch den diastolischen Blutdruck senkt.

- **Verbessert die Blutzuckerkontrolle** : Durch den Aufbau von Muskelmasse hilft Krafttraining dem Körper, den Blutzuckerspiegel effizienter zu regulieren. Eine verbesserte Blutzuckerkontrolle verringert das Risiko von Diabetes, einem Hauptrisikofaktor für Herzerkrankungen, durch die Verbesserung der Insulinempfindlichkeit.

- **Senkt das schlechte Cholesterin (LDL) und steigert das gute Cholesterin (HDL)** : Krafttraining senkt nachweislich den LDL-Cholesterinspiegel (schlechtes Cholesterin) und erhöht gleichzeitig das HDL-Cholesterin (gutes Cholesterin), was der Plaquebildung in den Arterien vorbeugt.

- **Unterstützt die Gewichtskontrolle und reduziert Körperfett** : Muskelgewebe ist metabolisch aktiv, das heißt, es verbrennt auch im Ruhezustand Kalorien. Krafttraining fördert eine schlankere Körperzusammensetzung und hilft beim Abnehmen, was die Belastung des Herzens verringert und Risikofaktoren für Herzkrankheiten wie Bluthochdruck und Cholesterin senkt.

- **Reduziert Entzündungen** : Regelmäßiges Krafttraining hilft, die Werte von Entzündungsmarkern im Körper zu senken. Chronische Entzündungen stehen mit dem Fortschreiten von Herzerkrankungen in Zusammenhang, daher hilft die Reduzierung dieser Entzündungen durch Krafttraining, das Risiko kardiovaskulärer Ereignisse zu senken.

2. Wichtige Krafttrainingsübungen für die Herzgesundheit

Durch die Einbeziehung einer Vielzahl von Übungen wird sichergestellt, dass Sie alle wichtigen Muskelgruppen trainieren, was zu einer ausgewogenen Kraft und einer allgemeinen Herzgesundheit beiträgt. Hier sind einige der wirksamsten Arten von Krafttrainingsübungen:

- **Körpergewichtsübungen** : Dazu gehören Kniebeugen, Ausfallschritte, Liegestütze und Planks. Körpergewichtsübungen sind für die meisten Fitnessniveaus geeignet und eignen sich hervorragend für Anfänger.

- **Übungen mit Widerstandsbändern** : Widerstandsbänder bieten eine zusätzliche Herausforderung, ohne dass Gewichte erforderlich sind. Sie eignen sich hervorragend für das Krafttraining zu Hause und eignen sich gut für Übungen wie Kniebeugen, Rudern und Schulterdrücken mit Band.

- **Freie Gewichte (Hanteln und Kugelhanteln)** : Freie Gewichte sind vielseitig und können für eine Vielzahl von Übungen verwendet werden, die auf unterschiedliche Muskelgruppen abzielen, wie zum Beispiel Kurzhantelrudern, Bizepscurls und Kugelhantelschwünge.

- **Maschinen** : Kraftmaschinen sind in Fitnessstudios oft verfügbar und können dabei helfen, bestimmte Muskeln zu isolieren. Sie sind ideal für Anfänger, die Anleitung bei der Form benötigen, da Maschinen im Allgemeinen das Gewicht stabilisieren.

- **Funktionelles Training** : Funktionelle Übungen wie Kreuzheben oder Step-ups ahmen echte Bewegungen nach und verbessern Kraft, Flexibilität und Koordination, während sie gleichzeitig die Herz-Kreislauf-Gesundheit unterstützen.

Konzentrieren Sie sich auf das Training aller großen Muskelgruppen: Beine, Rücken, Brust, Schultern, Arme und Rumpf. Planen Sie zwei bis drei Trainingseinheiten pro Woche ein und lassen Sie Ihren Muskeln zwischen den Trainingseinheiten Zeit zur Erholung.

3. So starten Sie ein herzgesundes Krafttraining

Für alle, die neu im Krafttraining sind oder mit einer Herzerkrankung zu tun haben, ist es wichtig, mit einem Plan zu beginnen, der sowohl Sicherheit als auch Wirksamkeit bietet. Hier ist eine Schritt-für-Schritt-Anleitung:

- **Konsultieren Sie Ihren Arzt** : Wenn Sie an Herzproblemen leiden, konsultieren Sie vor Beginn Ihren Arzt. Er kann Ihnen spezielle Übungen oder Modifikationen vorschlagen, die Ihnen helfen, sicher zu trainieren.

- **Beginnen Sie mit geringen Gewichten und konzentrieren Sie sich auf die Form** : Beginnen Sie mit leichteren Gewichten und steigern Sie diese allmählich, wenn Ihre Kraft zunimmt. Die richtige Form ist entscheidend, um Verletzungen vorzubeugen und den Nutzen zu maximieren.

- **Streben Sie 8–12 Wiederholungen pro Satz an** : Dieser Bereich ist im Allgemeinen ideal, um Muskeln und Ausdauer aufzubauen, ohne das Herz zu überlasten. Führen Sie für jede Übung zwei bis drei Sätze durch.

- **Legen Sie Ruhepausen ein** : Geben Sie Ihren Muskeln zwischen den Krafttrainingseinheiten etwa 48 Stunden Zeit zur Erholung, da die Erholung für das Muskelwachstum und die Vermeidung von Verletzungen unerlässlich ist.

- **Kombinieren Sie Krafttraining mit aerobem Training** : Um den vollen Nutzen für das Herz-Kreislauf-System zu erzielen, kombinieren Sie Krafttraining mit aerobem Training. Wechseln Sie an Tagen mit Krafttraining und Cardio ab, um einen ausgewogenen Tagesablauf zu schaffen.

4. Langfristige kardiovaskuläre Vorteile von Krafttraining

Die kardiovaskulären Vorteile des Krafttrainings gehen über rein körperliche Vorteile hinaus. Mit der Zeit können diese Vorteile zu einer signifikanten langfristigen Verbesserung der Herzgesundheit führen:

- **Verbesserte kardiovaskuläre Effizienz** : Durch die Zunahme der Muskelmasse kann der Körper Sauerstoff effizienter nutzen. Dies reduziert die Belastung des Herzens bei alltäglichen Aktivitäten und beim Training.

- **Verbesserte geistige Gesundheit und weniger Stress** : Sport, insbesondere Krafttraining, reduziert nachweislich Stress und verbessert die Stimmung durch die Freisetzung von Endorphinen. Ein niedrigerer Stresspegel ist gut für die Herzgesundheit, da chronischer Stress mit Bluthochdruck und anderen Risikofaktoren für Herzerkrankungen in Verbindung gebracht wird.

- **Bessere Knochengesundheit und geringeres Sturzrisiko** : Krafttraining verbessert die Knochendichte und das Gleichgewicht und verringert so das Sturz- und Knochenbruchrisiko. Die Knochengesundheit ist besonders wichtig für ältere Erwachsene, die einem Risiko für Osteoporose und Herzerkrankungen ausgesetzt sein können.

- **Unterstützt Langlebigkeit und Lebensqualität** : Studien zeigen, dass Menschen, die regelmäßig Krafttraining betreiben, ein geringeres Risiko für Herz-Kreislauf-Erkrankungen haben und länger und gesünder leben. Der Erhalt von Muskelmasse und Kraft trägt zu Unabhängigkeit und besserer Lebensqualität im Alter bei.

Sicherheitshinweise und Tipps für herzgesundes Krafttraining

- **Halten Sie nicht den Atem an** : Das sogenannte Valsalva-Manöver kann Ihren Blutdruck deutlich erhöhen, wenn Sie beim Heben den Atem anhalten. Atmen Sie stattdessen beim Heben aus und beim Loslassen ein.

- **Überwachen Sie Ihre Herzfrequenz** : Beim Krafttraining sollten Sie Ihre Herzfrequenz im Auge behalten, insbesondere wenn Sie an einer

Herzerkrankung leiden. Achten Sie darauf, dass Sie in einem sicheren Bereich bleiben, im Allgemeinen bei etwa 60–80 % Ihrer maximalen Herzfrequenz.

- **Hören Sie auf Ihren Körper** : Wenn Sie ungewöhnliche Symptome wie Brustschmerzen, Schwindel oder Kurzatmigkeit bemerken , brechen Sie das Training sofort ab und wenden Sie sich an einen Arzt.

FLEXIBILITÄT UND BALANCE: DIE OFT ÜBERSEHENEN VORTEILE

Während Aerobic- und Krafttrainingsübungen oft im Vordergrund herzgesunder Trainingsroutinen stehen, spielen Flexibilitäts- und Gleichgewichtsübungen eine wesentliche Rolle für die allgemeine Herz-Kreislauf-Gesundheit. Diese Übungen verbessern die Gelenkbeweglichkeit, verringern das Verletzungsrisiko und verbessern die funktionelle Bewegung, wodurch körperliche Aktivitäten auf lange Sicht sicherer und nachhaltiger werden. Dehnungs-, Yoga- und Gleichgewichtsübungen verbessern die Durchblutung, reduzieren Stress und ergänzen die Herzgesundheit auf einzigartige Weise, insbesondere wenn wir älter werden.

1. Flexibilität für die Herzgesundheit

Flexibilitätsübungen helfen, Muskeln zu dehnen und zu lockern, was einen größeren Bewegungsspielraum ermöglicht und die Steifheit im Körper verringert. Diese Flexibilität erleichtert es, sich zu bewegen und Aerobic oder Krafttraining ohne Anstrengung oder Verletzungsrisiko durchzuführen.

- **Verbessert die Durchblutung und den Kreislauf** : Wenn Sie sich strecken, stimulieren Sie die Durchblutung der Muskeln und Gelenke. Diese Kreislaufsteigerung unterstützt die Herzgesundheit, indem sie die effiziente

Blut- und Sauerstoffversorgung im gesamten Körper fördert, den Blutdruck senkt und die allgemeine Herz-Kreislauf-Funktion unterstützt.

- **Reduziert Muskelverspannungen und Stress** : Dehnübungen wie sanftes Dehnen oder Yoga können helfen, Muskelverspannungen zu lösen. Dieser Entspannungseffekt wirkt sich positiv auf die Herzgesundheit aus, da er das Stresshormon Cortisol reduziert, das, wenn es über einen längeren Zeitraum erhöht ist, den Blutdruck erhöhen und das Herz-Kreislauf-System belasten kann.

- **Unterstützt eine bessere Haltung und Ausrichtung** : Verbesserte Flexibilität hilft bei der Korrektur der Haltung, insbesondere des Oberkörpers, was die Lungenkapazität verbessern und das Atmen während des Trainings erleichtern kann. Eine gute Haltung hilft auch dabei, Muskel-Skelett-Belastungen vorzubeugen und ermöglicht effizientere und angenehmere körperliche Aktivitäten, die die Herzgesundheit unterstützen.

2. Gleichgewichtsübungen und kardiovaskuläre Vorteile

Gleichgewichtstraining umfasst Übungen, die Stabilität, Koordination und Kontrolle verbessern. Aktivitäten wie auf einem Bein stehen, Yoga-Stellungen üben oder einen Gymnastikball benutzen sind effektiv, um das Gleichgewicht zu trainieren. Gleichgewichtsübungen können besonders wichtig für ältere Erwachsene sein, da sie Stürze und Verletzungen verhindern, die sonst von regelmäßiger Bewegung abhalten könnten.

- **Verbessert die Muskel- und Herz-Kreislauf-Koordination** : Gleichgewichtsübungen erfordern die Zusammenarbeit mehrerer Muskelgruppen, wodurch sowohl das Muskel- als auch das Herz-Kreislauf-

System beansprucht werden. Diese Koordination verbessert die allgemeine Herzgesundheit und trägt zu sanfteren, effizienteren Bewegungen bei.

- **Reduziert das Verletzungsrisiko** : Gleichgewichtsübungen verbessern die Stabilität und Koordination und verringern das Risiko von Stürzen, Verstauchungen und anderen Verletzungen. Das reduzierte Verletzungsrisiko ermöglicht es den Teilnehmern, ohne Unterbrechung weiterhin herzgesunde Aktivitäten wie Aerobic und Krafttraining auszuüben.

- **Verbessert die Rumpfkraft** : Gleichgewichtsübungen sind besonders effektiv zur Stärkung des Rumpfes, der für die Stabilisierung des Körpers bei jeder körperlichen Aktivität unerlässlich ist. Ein starker Rumpf verbessert die Körperhaltung, entlastet die Wirbelsäule und macht Aktivitäten wie Gehen, Laufen und Heben sicherer und effektiver.

3. Integration von Flexibilität und Balance in eine herzgesunde Routine

Wenn Sie Flexibilitäts- und Gleichgewichtsübungen in ein umfassendes Trainingsprogramm einbeziehen, verbessert sich die Herzgesundheit auf verschiedene Weise. So können Sie sie effektiv integrieren:

- **Tägliches Dehnen** : Versuchen Sie, täglich leichtes Dehnen einzubauen, insbesondere nach dem Training, um die Muskeln flexibel zu halten und Muskelkater vorzubeugen. Konzentrieren Sie sich auf große Muskelgruppen wie Oberschenkelrückseite, Waden, Schultern und Rücken und halten Sie jede Dehnung 20–30 Sekunden lang, um den vollen Nutzen zu erzielen.

- **Yoga und Tai Chi** : Diese Trainingsformen vereinen Flexibilität, Gleichgewicht und Kraft und bieten kardiovaskuläre Vorteile in einem gelenkschonenden Format. Sowohl Yoga als auch Tai Chi senken nachweislich den Blutdruck, verbessern die Durchblutung und bauen Stress ab – alles Dinge, die für die Herzgesundheit unerlässlich sind.

- **Aufwärm- und Abkühlübungen** : Flexibilitätsübungen sind ideal zum Aufwärmen vor Aerobic- oder Krafttraining und zum Abkühlen danach. Ein richtiges Aufwärmen bereitet die Muskeln und das Herz-Kreislauf-System auf anstrengendere Übungen vor und reduziert so die Belastung und das Verletzungsrisiko.

- **Gleichgewichtsübungen** : Einfache Gleichgewichtsübungen wie auf einem Bein stehen, Fersen-Zehen-Gehen oder die Verwendung eines Balance-Boards können ein paar Mal pro Woche eingebaut werden. Diese Übungen können fast überall durchgeführt werden und können die Stabilität verbessern, was hilft, Stürze zu vermeiden, insbesondere wenn wir älter werden.

4. Langfristige kardiovaskuläre Vorteile von Flexibilitäts- und Gleichgewichtstraining

Dehn- und Gleichgewichtsübungen sind zwar weniger anstrengend, bieten aber erhebliche Vorteile, die langfristig zur Herzgesundheit beitragen. Hier sind einige der Möglichkeiten, wie sie das kardiovaskuläre Wohlbefinden fördern:

- **Niedrigerer Blutdruck und reduzierte Herzfrequenz** : Regelmäßige Flexibilitäts- und Gleichgewichtsübungen helfen dem Körper, sich zu entspannen, was die Herzfrequenz senkt und den Blutdruck senkt. Diese Entspannungsreaktion verringert die Belastung des Herz-Kreislauf-Systems und unterstützt eine gesunde Herzfrequenz.

- **Verbesserte körperliche Belastbarkeit** : Mehr Flexibilität und Gleichgewicht erleichtern es, das ganze Leben lang aktiv und körperlich aktiv zu bleiben, was zu nachhaltigeren kardiovaskulären Vorteilen im Laufe der Zeit führt.

- **Verbesserte geistige Gesundheit und weniger Stress** : Viele Dehn- und Gleichgewichtsübungen wie Yoga beinhalten tiefes Atmen und Achtsamkeit, was Stresshormone reduziert und Entspannung fördert. Geringere Stresslevel tragen zu niedrigerem Blutdruck und besserer Herz-Kreislauf-Gesundheit bei.

Sicherheitsaspekte beim Flexibilitäts- und Gleichgewichtstraining

Wie bei jedem Trainingsprogramm sollten bestimmte Sicherheitsaspekte beachtet werden:

- **Aufwärmen vor intensivem Dehnen** : Um Überanstrengung oder Verletzungen zu vermeiden, beginnen Sie mit einem leichten Aufwärmen, um die Muskelelastizität zu erhöhen, bevor Sie mit intensivem Dehnen beginnen.

- **Konzentrieren Sie sich auf langsame, kontrollierte Bewegungen** : Bei Gleichgewichtsübungen verringern langsame und kontrollierte Bewegungen das Risiko von Stürzen oder Muskelzerrungen. Wenn Sie gerade erst anfangen, üben Sie in der Nähe einer Wand oder einer stabilen Unterlage.

- **Hören Sie auf Ihren Körper** : Dehn- und Gleichgewichtsübungen sollten sanft und angenehm sein, nicht schmerzhaft. Bewegen Sie sich in einem angenehmen Bewegungsbereich, insbesondere wenn Sie noch keine Erfahrung mit Dehn- oder Gleichgewichtsübungen haben.

Obwohl sie oft übersehen werden, sind Dehn- und Gleichgewichtsübungen eine wirkungsvolle Unterstützung für die Herz-Kreislauf-Gesundheit. Sie machen andere Trainingsformen sicherer und zugänglicher, verbessern die Durchblutung, reduzieren Stress und beugen Verletzungen vor. Indem Sie diese Übungen in Ihren Alltag integrieren, schaffen Sie eine ausgewogene Grundlage für eine lebenslange Herzgesundheit.

10

LANGSAM ANFANGEN: ÜBUNGEN FÜR ANFÄNGER

TIPPS FÜR EINEN SICHEREN START

Der Beginn eines Trainingsprogramms ist ein wichtiger Schritt zur Verbesserung der Herzgesundheit. Ein sicherer Start ist jedoch entscheidend, um langfristige Gewohnheiten zu etablieren und Verletzungen zu vermeiden. Für Anfänger ist ein schrittweiser Ansatz der Schlüssel, damit sich der Körper anpassen und Kraft aufbauen kann, ohne sich zu überanstrengen. Hier sind wichtige Tipps, die Ihnen dabei helfen, sicher in ein Trainingsprogramm einzusteigen, das die Herzgesundheit und das allgemeine Wohlbefinden fördert:

1. Konsultieren Sie Ihren Arzt

Bevor Sie mit einem Trainingsprogramm beginnen, sollten Sie Ihren Arzt konsultieren, insbesondere wenn Sie bereits an einer Krankheit leiden oder über einen langen Zeitraum inaktiv waren. Er kann Ihnen spezifische Empfehlungen geben, Sie auf notwendige Vorsichtsmaßnahmen hinweisen und Ihnen dabei helfen, sicherzustellen, dass Ihr Trainingsplan zu Ihrem Gesundheitszustand passt.

- **Persönliche Beratung** : Ein Arzt kann Ihnen helfen, eventuelle Einschränkungen zu verstehen und Ihnen Ratschläge geben, welche Aktivitäten auf der Grundlage von Faktoren wie Blutdruck, Gelenkgesundheit und Herz-Kreislauf-Status für Sie am sichersten sind.

- **Risikomanagement** : Ihr Arzt empfiehlt Ihnen möglicherweise auch bestimmte Aufwärm- und Abkühltechniken, um Herzfrequenzschwankungen zu kontrollieren und eine Belastung Ihres Herz-Kreislauf-Systems zu vermeiden.

2. Beginnen Sie mit Aktivitäten mit geringer Belastung

Der Beginn mit leichten Übungen wie Gehen, Schwimmen oder Radfahren ist eine ideale Möglichkeit, die kardiovaskuläre Ausdauer schrittweise aufzubauen, ohne Gelenke oder Muskeln übermäßig zu belasten. Diese Aktivitäten sind schonend für den Körper und verringern das Verletzungsrisiko, insbesondere für Anfänger.

- **Gehen** : Eine einfache, leicht zugängliche Übung, die Sie überall durchführen und an Ihr Tempo und Ihre Ausdauer anpassen können. Beginnen Sie mit ein paar Minuten pro Tag und steigern Sie die Zeit langsam, wenn Sie sich wohler fühlen.

- **Schwimmen** : Dies ist eine ausgezeichnete, gelenkschonende Aktivität für die Herz-Kreislauf-Gesundheit. Schwimmen ist ein Ganzkörpertraining und schont die Gelenke. Daher ist es eine großartige Option, wenn Sie an Arthritis oder eingeschränkter Mobilität leiden.

- **Radfahren** : Stationäres oder Outdoor-Radfahren ist gut für das Herz und ermöglicht gleichzeitig die Kontrolle über Geschwindigkeit und Widerstand.

Beginnen Sie in einem angenehmen Tempo und steigern Sie es, wenn Ihre Ausdauer zunimmt.

3. Setzen Sie realistische Ziele und Erwartungen

Wenn Sie sich erreichbare, realistische Ziele setzen, bleiben Sie motiviert und vermeiden ein Burnout. Beginnen Sie mit kleinen, erreichbaren Zielen wie 10 Minuten Spazierengehen oder ein paar leichten Dehnübungen pro Tag und steigern Sie diese allmählich, während sich Ihr Körper anpasst.

- **Kurze und regelmäßige Trainingseinheiten** : Streben Sie kurze, regelmäßige Trainingseinheiten an, anstatt lange, intensive Einheiten, die Sie überfordern könnten. Beginnen Sie mit 10-15 Minuten ein paar Mal pro Woche und steigern Sie nach und nach die Dauer und Häufigkeit Ihrer Übungen.

- **Verfolgen Sie Ihren Fortschritt** : Wenn Sie Ihre Trainingseinheiten im Auge behalten, können Sie Ihren Fortschritt erkennen, egal wie klein er ist. Feiern Sie Meilensteine, wie z. B. eine längere Strecke zurückzulegen oder die Dauer Ihrer Aktivität zu verlängern, um motiviert zu bleiben und Selbstvertrauen aufzubauen.

4. Aufwärmen und Abkühlen

Aufwärmen und Abkühlen sind wesentliche Bestandteile jedes Trainingsprogramms, insbesondere für Anfänger. Diese Phasen helfen dabei, Ihr Herz, Ihre Muskeln und Gelenke auf die Aktivität vorzubereiten und das Verletzungsrisiko zu verringern.

- **Aufwärmen** : Verbringen Sie 5-10 Minuten mit sanften Bewegungen wie Marschieren auf der Stelle, leichtem Dehnen oder langsamem Gehen. Ein

Aufwärmen erhöht die Durchblutung der Muskeln, reduziert Muskelsteifheit und bereitet das Herz-Kreislauf-System auf intensivere Aktivitäten vor.

- **Abkühlen** : Beenden Sie jedes Training mit einer Abkühlphase, die Ihre Herzfrequenz allmählich senkt und Schwindel oder Muskelkater vorbeugt. Das Dehnen großer Muskelgruppen während dieser Phase kann die Flexibilität verbessern und die Erholung fördern.

5. Hören Sie auf Ihren Körper und vermeiden Sie Überanstrengung

Achten Sie darauf, wie sich Ihr Körper vor, während und nach dem Training anfühlt. Wenn Sie Schmerzen, übermäßige Müdigkeit, Kurzatmigkeit oder Schwindel verspüren, brechen Sie das Training ab und gönnen Sie sich eine Pause. Wenn Sie lernen, die Signale Ihres Körpers zu erkennen, können Sie Verletzungen vorbeugen und nachhaltige Fortschritte erzielen.

- **Ruhe und Erholung** : Gönnen Sie Ihrem Körper jeden zweiten Tag Ruhe oder machen Sie leichte Aktivitäten wie Stretching oder Spazierengehen. Dies hilft den Muskeln bei der Erholung und verringert das Risiko eines Burnouts oder von Überlastungsverletzungen.

- **Intensität anpassen** : Beginnen Sie mit Aktivitäten geringer Intensität und steigern Sie die Intensität erst, wenn Sie sich sicher und wohl fühlen. Vermeiden Sie es, sich trotz Unbehagens zu überanstrengen, da dies zu Verletzungen führen und den Fortschritt behindern kann.

6. Wählen Sie Aktivitäten, die Ihnen Spaß machen

Es ist viel einfacher, mit einem Trainingsprogramm zu beginnen, wenn Sie Aktivitäten nachgehen, die Ihnen wirklich Spaß machen. Training muss sich nicht wie eine lästige Pflicht anfühlen – angenehme Aktivitäten tragen zu einer positiven Einstellung gegenüber Fitness bei und fördern langfristige Beständigkeit.

- **Probieren Sie verschiedene Optionen aus** : Probieren Sie verschiedene Übungen wie Yoga, Tanzen oder zügiges Gehen aus, um herauszufinden, was Ihnen am meisten Spaß macht. Durch Experimentieren können Sie eine Routine finden, die Spaß macht und nachhaltig ist.

- **Beziehen Sie Freunde oder Familie mit ein** : Gemeinsam mit einem Freund oder Familienmitglied zu trainieren kann das Erlebnis angenehmer machen und motivierend sein. Sie können sich gegenseitig unterstützen und gemeinsam Fortschritte feiern, was es einfacher macht, an Ihren Zielen festzuhalten.

7. Erhöhen Sie schrittweise Dauer und Intensität

Um Überanstrengungen vorzubeugen und stetige Fortschritte zu machen, ist es wichtig, Ihr Training langsam aufzubauen. Erhöhen Sie nach und nach die Dauer, Häufigkeit oder Intensität Ihrer Trainingseinheiten, um sich selbst auf eine Weise herauszufordern, die sich angenehm anfühlt.

- **Schrittweise Steigerung** : Versuchen Sie, jede Woche oder alle zwei Wochen 5–10 Minuten mehr zu Ihrem Training hinzuzufügen. Dieser schrittweise Ansatz gibt Ihrem Körper Zeit, sich anzupassen und verhindert Ermüdung oder Verletzungen durch plötzliche Aktivitätssteigerungen.

- **Sorgen Sie für Abwechslung** : Versuchen Sie beim Aufbau Ihrer Ausdauer, unterschiedliche Übungen einzubauen, z. B. abwechselnd Gehen und leichtes Krafttraining, um das Interesse aufrechtzuerhalten und verschiedene Muskelgruppen zu trainieren.

8. Sorgen Sie für ausreichend Flüssigkeitszufuhr und eine ausgewogene Ernährung

Für sicheres und effektives Training sind ausreichende Flüssigkeitszufuhr und Ernährung entscheidend. Dehydrierung kann zu Müdigkeit, Muskelkrämpfen und Schwindel führen, während eine ausgewogene Ernährung die nötige Energie für Ihr Training liefert.

- **Regelmäßig Flüssigkeit zu sich nehmen** : Trinken Sie vor, während und nach dem Training Wasser, insbesondere bei heißem oder feuchtem Wetter. Eine ausreichende Flüssigkeitszufuhr hilft, das Blutvolumen aufrechtzuerhalten, sodass das Herz effizient pumpen kann.

- **Ausgewogene Nährstoffaufnahme** : Versorgen Sie Ihren Körper mit einer Ernährung, die reich an Vollkornprodukten, magerem Eiweiß, Obst und Gemüse ist. Diese Nährstoffe unterstützen das Energieniveau, die Muskelregeneration und die Herzgesundheit.

HINDERNISSE BEIM SPORT ÜBERWINDEN

Für viele Menschen kann es aufgrund verschiedener körperlicher, geistiger oder logistischer Hindernisse eine Herausforderung sein, mit einem Trainingsprogramm zu beginnen und dabei zu bleiben. Wenn Sie diese Hindernisse angehen, fällt es Ihnen leichter, regelmäßig Sport zu treiben und von den positiven Auswirkungen auf die Herzgesundheit zu profitieren. Hier finden Sie häufige Hindernisse für den Sport und Strategien, um sie zu überwinden.

1. Zeitmangel

Ein voller Terminkalender ist einer der häufigsten Gründe, warum Menschen sich schwertun, Sport zu treiben. Doch selbst kurze Aktivitätsphasen können erhebliche gesundheitliche Vorteile bringen, insbesondere für die Herz-Kreislauf-Gesundheit.

- **Priorisieren Sie kurze Trainingseinheiten** : Integrieren Sie kurze, intensive Übungen wie einen 10-minütigen flotten Spaziergang, ein kurzes Trainingsvideo oder eine kurze Dehnübung über den Tag verteilt. Mehrere kurze Einheiten können die empfohlene wöchentliche Trainingsmenge ergeben.

- **Planen Sie es wie einen Termin** : Behandeln Sie das Training wie ein wichtiges Meeting oder einen Arzttermin. Legen Sie eine bestimmte Zeit fest und blockieren Sie sie in Ihrem Kalender, damit sie zu einem nicht verhandelbaren Teil Ihres Tages wird.

- **Multitasking** : Integrieren Sie Bewegung in Ihre täglichen Aufgaben, z. B. Gehen während eines Telefongesprächs, Treppensteigen statt des Aufzugs oder ein paar Dehnübungen beim Fernsehen. Diese kleinen Aktivitäten summieren sich und können die allgemeine Fitness fördern.

2. Geringe Motivation

Besonders zu Beginn eines Trainingsprogramms kann es schwierig sein, die Motivation aufrechtzuerhalten. Die Motivation steigt in der Regel, wenn Sie positive Ergebnisse erzielen, aber um langfristig durchzuhalten, ist es wichtig, sie zunächst anzukurbeln.

- **Setzen Sie sich realistische und erreichbare Ziele** : Beginnen Sie mit kleinen, erreichbaren Zielen wie zweimal wöchentlichem Training. Steigern

Sie Ihre Routine schrittweise, um ein Burnout zu vermeiden. Das Erreichen jedes Ziels kann die Motivation und das Selbstvertrauen steigern.

- **Verfolgen Sie Ihren Fortschritt** : Führen Sie ein Protokoll Ihrer Trainingseinheiten oder verwenden Sie eine Fitness-App, um Ihre Aktivitäten zu verfolgen. Das Aufzeichnen Ihres Fortschritts kann ein starker Motivator sein, da Sie eine Verbesserung Ihrer Ausdauer, Kraft oder Ihres Durchhaltevermögens feststellen werden.

- **Suchen Sie sich einen Partner, der Sie zur Rechenschaft zieht** : Das Training mit einem Freund, einem Familienmitglied oder einer Fitnessgruppe kann Sie motivieren und Ihnen mehr Spaß machen. Zu wissen, dass jemand auf Sie zählt, kann Sie ermutigen, konsequent zu bleiben.

3. Körperliche Beschwerden oder Verletzungssorgen

Für Personen mit Gelenkschmerzen, Muskelkater oder früheren Verletzungen kann körperliche Betätigung entmutigend sein. Bestimmte Aktivitäten mit geringer Belastung können jedoch den Einstieg in die körperliche Aktivität erleichtern, ohne bestehende Probleme zu verschlimmern.

- **Beginnen Sie mit Optionen mit geringer Belastung** : Aktivitäten wie Gehen, Schwimmen oder Radfahren belasten die Gelenke nur minimal und verursachen weniger wahrscheinlich Schmerzen oder Beschwerden.

- **Hören Sie auf Ihren Körper** : Vermeiden Sie es, trotz Schmerzen zu überanstrengen. Konzentrieren Sie sich auf leichte Übungen und hören Sie auf, wenn Sie eine Belastung spüren. Ein allmählicher Kraftaufbau hilft

Ihrem Körper, sich anzupassen, ohne dass das Risiko einer Verletzung besteht.

- **Suchen Sie professionelle Beratung** : Wenn Sie über trainingsbedingte Beschwerden besorgt sind, sollten Sie einen Physiotherapeuten oder Personal Trainer aufsuchen, der auf die Behandlung von Anfängern oder Personen mit besonderen gesundheitlichen Problemen spezialisiert ist.

4. Eingeschränkter Zugang zu Einrichtungen oder Geräten

Keine Mitgliedschaft im Fitnessstudio oder keine teuren Geräte zu haben, kann sich wie eine Einschränkung anfühlen, aber es gibt viele effektive Übungen, für die man kaum oder gar keine Geräte braucht.

- **Workouts zu Hause** : Viele Übungen, wie z. B. das Körpergewichtstraining (Liegestütze, Kniebeugen und Ausfallschritte), erfordern keine Geräte und können auf kleinem Raum durchgeführt werden.

- **Verwenden Sie Haushaltsgegenstände als Gewichte** : Werden Sie kreativ und verwenden Sie Gegenstände, die Sie bereits haben – verwenden Sie Wasserflaschen als Gewichte oder einen stabilen Stuhl für Step-ups oder Trizeps-Dips.

- **Entdecken Sie kostenlose Online-Ressourcen** : Im Internet sind zahllose kostenlose Videos und Tutorials für Heimtrainings verfügbar, darunter Yoga, Pilates und Körpergewichtsübungen, die ohne Fitnessstudio durchgeführt werden können.

5. Angst vor Versagen oder Peinlichkeit

Viele Menschen fühlen sich beim Sport schüchtern, besonders in öffentlichen Umgebungen wie Fitnessstudios. Diese Angst kann eine erhebliche Abschreckung sein, aber es gibt Möglichkeiten, sich langsam an eine angenehme Routine zu gewöhnen.

- **Beginnen Sie zu Hause** : Wenn Sie zu Hause durch kurze Routinen Ihr Selbstvertrauen stärken, können Sie Ihr Selbstbewusstsein abbauen. Wenn Sie sich sicherer fühlen, sind Sie vielleicht bereit, Gruppenkurse auszuprobieren oder ein Fitnessstudio zu besuchen.

- **Konzentrieren Sie sich auf Ihren persönlichen Fortschritt** : Denken Sie daran, dass Fitness eine persönliche Reise ist. Wenn Sie sich auf Ihre eigenen Ziele und Verbesserungen konzentrieren und sich nicht mit anderen vergleichen, kann das Ihre Ängste verringern.

- **Erwägen Sie einen Anfängerkurs** : Wenn Sie sich entscheiden, in ein Fitnessstudio zu gehen, suchen Sie nach Anfängerkursen. Die Kursleiter dieser Kurse sind an Neulinge gewöhnt und können in einer unterstützenden, entspannten Umgebung Anleitung geben.

6. Langeweile oder mangelnde Freude

Manche Menschen finden herkömmliches Training langweilig, was es schwierig macht, konsequent zu bleiben. Wenn Sie sich angenehme Aktivitäten suchen, kann das Training zu etwas werden, auf das Sie sich freuen, und nicht zu einer lästigen Pflicht.

- **Probieren Sie verschiedene Aktivitäten aus** : Probieren Sie verschiedene Übungen aus, wie Tanzen, Wandern oder Schwimmen, um herauszufinden, was Ihnen Spaß macht. Abwechslung kann Langeweile vorbeugen und für ein ausgewogenes Training sorgen.

- **Nehmen Sie an einer Gruppe oder einem Kurs teil** : Gruppenaktivitäten, ob persönlich oder virtuell, können das Training sozialer und angenehmer machen. Die Energie eines Kurses kann für Spannung sorgen und dazu beitragen, dass die Dinge interessant bleiben.

- **Stellen Sie sich Mini-Herausforderungen** : Stellen Sie sich selbst kleine Herausforderungen, wie z. B. das Erlernen einer neuen Bewegung, die Steigerung Ihrer Geschwindigkeit oder das Setzen eines Distanzziels. Diese Mini-Ziele bringen Spannung und Motivation in Ihr Training.

7. Finanzielle Einschränkungen

Nicht jeder hat das Budget für eine Fitnessstudio-Mitgliedschaft, Trainer oder Ausrüstung. Glücklicherweise muss Sport nicht teuer sein, um sich positiv auf die Herzgesundheit auszuwirken.

- **Nutzen Sie kostenlose Ressourcen** : Viele Apps, Websites und Online-Videoplattformen bieten kostenlose Trainingsprogramme an, die Sie zu Hause durchführen können. In Ihrer Nähe gibt es möglicherweise auch kostenlose Walking- oder Laufclubs.

- **Investieren Sie in vielseitige, kostengünstige Ausrüstung** : Widerstandsbänder, ein Springseil oder eine Yogamatte sind erschwinglich und bieten vielfältige Trainingsmöglichkeiten.

- **Öffentliche Einrichtungen erkunden** : Viele Gemeinden haben öffentliche Parks mit Spazierwegen, Spielplätzen oder sogar Outdoor-Fitnessstationen, die kostenlos genutzt werden können.

8. Müdigkeit oder niedriges Energieniveau

Für Menschen mit wenig Energie oder solche, die unter Müdigkeit leiden, kann es entmutigend sein, die Energie für sportliche Betätigung zu finden. Allerdings kann sportliche Betätigung tatsächlich dazu beitragen, das Energieniveau zu verbessern und mit der Zeit das Gefühl der Müdigkeit zu verringern.

- **Fangen Sie klein an** : Schon ein 5-minütiger Spaziergang oder leichtes Stretching können Ihr Energieniveau steigern. Steigern Sie Ihre Aktivität allmählich, wenn Ihre Ausdauer zunimmt.

- **Wählen Sie sanfte Aktivitäten** : Yoga, Tai Chi und leichtes Gehen sind Optionen mit geringem Energieaufwand, die erhebliche Vorteile bieten und nach und nach Kraft aufbauen können, ohne dass Sie sich überanstrengen.

- **Integrieren Sie Bewegung in Ihren Tagesablauf** : Machen Sie in Ihrem Tag natürliche Pausen, um kurze Bewegungseinheiten einzubauen. Eine 5-minütige Dehnpause oder ein kurzer Spaziergang können ausreichen, ohne dass Sie sich überfordert fühlen.

9. Wetter oder saisonale Veränderungen

Wetteränderungen – von extremer Hitze bis zu starkem Regen – können das Training im Freien beeinträchtigen und es dadurch schwierig machen, aktiv zu bleiben.

- **Halten Sie eine Alternative für den Innenbereich bereit** : Halten Sie Optionen für den Innenbereich bereit, wie etwa eine Yogamatte, Widerstandsbänder oder einfache Körpergewichtsübungen, die auf kleinem Raum durchgeführt werden können.

- **Kleiden Sie sich dem Wetter entsprechend** : Wenn Sie im Freien trainieren, tragen Sie wettergerechte Kleidung und trinken Sie ausreichend. Tragen Sie bei kaltem Wetter mehrere Schichten Kleidung und wählen Sie feuchtigkeitsableitende Stoffe. Tragen Sie bei heißem Wetter leichte, atmungsaktive Kleidung.

- **Nutzen Sie die Technologie** : Viele Fitness-Apps bieten Trainingsmöglichkeiten für zu Hause. Alternativ können Sie, wenn möglich, den Kauf eines kleinen Heimgeräts wie eines Laufbands oder eines Heimtrainers in Erwägung ziehen.

TEIL 4: STRESSBEWÄLTIGUNG UND PSYCHISCHE GESUNDHEIT

11

DIE HERZ-GEIST-VERBINDUNG

WIE SICH STRESS AUF IHR HERZ AUSWIRKT

Stress hat erhebliche Auswirkungen auf die allgemeine Gesundheit, insbesondere auf das Herz-Kreislauf-System. Während gelegentlicher Stress ein natürlicher Teil des Lebens ist, kann chronischer Stress schädlich sein, da er das Herz kontinuierlich belastet und das Risiko einer Herzerkrankung erhöht. Wenn Sie verstehen, wie sich Stress auf die Herzgesundheit auswirkt, können Sie proaktive Maßnahmen ergreifen, um Stress zu bewältigen und das Herz-Kreislauf-Gesundheitsgefühl zu schützen.

1. Die Stressreaktion des Körpers

In einer Stresssituation aktiviert der Körper seine „Kampf-oder-Flucht"-Reaktion. Diese Reaktion setzt Stresshormone frei, vor allem Cortisol und Adrenalin, die verschiedene physiologische Veränderungen auslösen, um den Körper auf die Konfrontation mit einer wahrgenommenen Bedrohung oder die Flucht vor ihr vorzubereiten.

- **Herzfrequenz und Blutdruck steigen** : Adrenalin lässt das Herz schneller schlagen, was wiederum den Blutdruck erhöht. Dieser vorübergehende Anstieg ist in akuten Situationen normal, aber häufige Spitzen können das Herz mit der Zeit belasten.

- **Blutgefäße verengen sich** : Bei Stress verengen sich die Blutgefäße, um den Blutfluss zu lebenswichtigen Organen zu leiten und sie auf eine schnelle körperliche Aktivität vorzubereiten. Chronischer Stress kann dazu führen, dass die Blutgefäße über längere Zeit verengt bleiben, was das Risiko von Hypertonie (Bluthochdruck) erhöht.

- **Erhöhter Blutzuckerspiegel** : Cortisol erhöht ebenfalls den Blutzuckerspiegel, um Energie bereitzustellen. Bei chronischem Stress kann jedoch ein dauerhaft hoher Blutzuckerspiegel zur Entwicklung einer Insulinresistenz beitragen und das Risiko von Diabetes erhöhen – einem bekannten Risikofaktor für Herzerkrankungen.

2. Stress und Entzündungen

Chronischer Stress kann zu einer Entzündungsreaktion im Körper führen. Während Entzündungen Teil des Heilungsprozesses des Körpers sind , können chronische Entzündungen aufgrund anhaltenden Stresses Blutgefäße schädigen und zur Entwicklung von Arteriosklerose oder der Verhärtung und Verengung der Arterien beitragen.

- **Plaquebildung** : Als Reaktion auf chronische Entzündungen kann der Körper zu viel Cholesterin produzieren, das sich als Plaque in den Arterienwänden ablagert. Mit der Zeit kann diese Plaque den Blutfluss zum Herzen behindern und so das Risiko von Herzinfarkten und anderen kardiovaskulären Ereignissen erhöhen.

- **Erhöhtes Gerinnungsrisiko** : Chronischer Stress kann auch die Produktion von Substanzen im Blut erhöhen, die zur Bildung von Blutgerinnseln führen. Diese Gerinnsel können den Blutfluss zum Herzen oder Gehirn blockieren, was zu Herzinfarkten oder Schlaganfällen führt.

3. Stressbedingte Lebensstilentscheidungen

Stress beeinflusst oft den Lebensstil, was sich wiederum negativ auf die Herzgesundheit auswirken kann. Einige häufige Reaktionen auf Stress sind schlechte Essgewohnheiten, verminderte körperliche Aktivität, Rauchen oder übermäßiger Alkoholkonsum, die sich alle negativ auf die Herz-Kreislauf-Gesundheit auswirken können.

- **Schlechte Ernährungsweise** : Menschen greifen bei Stress oft zu Nahrungsmitteln mit hohem Zucker-, Salz- und ungesunden Fettgehalt, die den Blutdruck, den Cholesterinspiegel und den Blutzuckerspiegel erhöhen können.

- **Reduzierte körperliche Aktivität** : Chronischer Stress kann Müdigkeit oder Depressionen verursachen, was wiederum die Motivation zu regelmäßiger Bewegung mindern kann. Bewegungsmangel wiederum erhöht das Risiko von Fettleibigkeit, Bluthochdruck und Herzerkrankungen.

- **Rauchen und Alkoholkonsum** : Viele Menschen greifen zu Substanzen wie Tabak und Alkohol, um mit Stress fertig zu werden, aber beide sind bekannte Risikofaktoren für Herz-Kreislauf-Erkrankungen. Rauchen schädigt die Blutgefäße, während Alkohol den Blutdruck erhöhen und bei übermäßigem Konsum den Herzmuskel schwächen kann.

4. Die Auswirkungen von chronischem Stress auf die Herzfunktion

Chronischer Stress kann mit der Zeit zu physiologischen Veränderungen führen, die sich direkt auf die Struktur und Funktion des Herzens auswirken. Diese Auswirkungen können das Risiko für Herzerkrankungen wie Bluthochdruck, Herzinfarkt und sogar Herzversagen erhöhen.

- **Hypertonie (Bluthochdruck)** : Stressbedingter Bluthochdruck schädigt die Arterienwände, wodurch sie weniger elastisch werden und anfälliger für die Bildung von Fettablagerungen werden. Dauerhaft hoher Blutdruck zwingt das Herz, härter zu arbeiten, was zu Hypertrophie führen kann, bei der sich die Herzwände verdicken.

- **Erhöhtes Risiko für Herzrhythmusstörungen** : Stress kann den elektrischen Rhythmus des Herzens stören und zu unregelmäßigem Herzschlag oder Herzrhythmusstörungen führen. Bestimmte Arten von Herzrhythmusstörungen erhöhen das Risiko von Schlaganfall und Herzversagen, und für Personen mit Herzerkrankungen können stressbedingte Herzrhythmusstörungen gefährlich sein.

- **Schwäche des Herzmuskels** : Längerer Kontakt mit Stresshormonen kann den Herzmuskel schwächen und seine Fähigkeit, Blut effizient zu pumpen, verringern. Mit der Zeit kann dies zu einer Erkrankung namens „Stress-Kardiomyopathie" oder „Broken-Heart-Syndrom" führen, bei der der Herzmuskel vorübergehend anschwillt und schwächer wird.

5. Geschlechtsspezifische Unterschiede bei Stressreaktion und Herzgesundheit

Untersuchungen legen nahe, dass sich Stress bei Männern und Frauen unterschiedlich auswirkt, was Auswirkungen auf die Herzgesundheit hat.

- **Männer** : Männer entwickeln als Reaktion auf Stress häufiger Bluthochdruck, was das Risiko von Herzinfarkten und Schlaganfällen erhöht. Darüber hinaus reagieren Männer auf Stress häufiger mit riskanterem Verhalten wie starkem Alkoholkonsum und Rauchen, was die Herz-Kreislauf-Gesundheit weiter beeinträchtigen kann.

- **Frauen** : Bei chronischem Stress können die Cortisolwerte bei Frauen höher sein und sie sind anfälliger für stressbedingte Entzündungen. Frauen sind auch anfälliger für Stress-Kardiomyopathie, bei der Stress den Herzmuskel vorübergehend schwächt, und leiden häufiger unter Angstzuständen und Depressionen, die die Herzgesundheit beeinträchtigen können.

6. Stressbewältigung zur Unterstützung der Herzgesundheit

Der Umgang mit Stress ist für die Gesundheit des Herzens von entscheidender Bedeutung und kann durch verschiedene Techniken erreicht werden, von Änderungen des Lebensstils bis hin zu Entspannungsübungen.

- **Regelmäßige Bewegung** : Körperliche Aktivität reduziert Stresshormone und stimuliert die Produktion von Endorphinen, die die Stimmung verbessern und Stress abbauen. Aerobic-Übungen wie Gehen, Schwimmen oder Radfahren können ebenfalls helfen, den Blutdruck zu regulieren und die Durchblutung zu verbessern.

- **Achtsamkeit und Meditation** : Das Praktizieren von Achtsamkeit, Meditation oder Atemübungen kann den Stresspegel deutlich senken. Diese Praktiken senken den Cortisolspiegel und helfen, einen ruhigeren Zustand aufrechtzuerhalten, was die Belastung des Herzens verringert.

- **Gesunde Ernährung** : Eine herzgesunde Ernährung mit viel Obst, Gemüse, Vollkorn und magerem Eiweiß kann den Blutzucker stabilisieren und Entzündungen reduzieren, was zu einem besseren Stressmanagement und einer besseren Herzgesundheit beiträgt.

- **Schlaf** : Guter Schlaf ist wichtig, um Stress zu bewältigen und die Herz-Kreislauf-Gesundheit aufrechtzuerhalten. Während des Schlafs durchläuft der Körper Reparaturprozesse und reguliert den Stresshormonspiegel. Streben Sie 7–9 Stunden Schlaf pro Nacht an, um die Herzgesundheit zu unterstützen.

- **Unterstützung suchen** : Gespräche mit Freunden, der Familie oder Psychologen über Stressfaktoren können helfen, emotionale Belastungen abzubauen. Unterstützungsnetzwerke bieten einen Puffer gegen Stress und eine psychologische Beratung kann Bewältigungstechniken vermitteln, um Stress besser zu bewältigen.

ERKENNEN VON ANGST UND DEPRESSION IM ZUSAMMENHANG MIT DER HERZGESUNDHEIT

Angstzustände und Depressionen sind häufige psychische Probleme, die, wenn sie unbehandelt bleiben, die Herzgesundheit erheblich beeinträchtigen können. Die Forschung hat gezeigt, dass es eine wechselseitige Beziehung zwischen Herzerkrankungen und psychischer Gesundheit gibt, was bedeutet, dass sich beide gegenseitig beeinflussen können. Zu wissen, wie man Symptome von Angstzuständen und Depressionen erkennt, insbesondere bei Menschen mit Herzerkrankungen oder einem Risiko dafür, ist für die Unterstützung des psychischen und kardiovaskulären Wohlbefindens von entscheidender Bedeutung. In diesem Abschnitt wird untersucht, wie sich diese Erkrankungen auf die Herzgesundheit auswirken, welche Anzeichen sie aufweisen und wie man damit umgeht und Hilfe sucht.

1. Der Zusammenhang zwischen psychischer Gesundheit und Herzerkrankungen

Immer mehr Belege deuten darauf hin, dass Ängste und Depressionen die Herzgesundheit verschlechtern können. Ebenso besteht bei Personen mit Herzerkrankungen ein höheres Risiko, diese psychischen Erkrankungen zu entwickeln.

- **Stresshormone und Herzgesundheit** : Angst und Depression führen zur Ausschüttung von Stresshormonen wie Cortisol und Adrenalin, was zu einem Anstieg des Blutdrucks und der Herzfrequenz führen kann. Mit der Zeit können erhöhte Stresshormonwerte zu Arterienschäden, Entzündungen und Plaquebildung in den Arterien führen, was das Risiko einer Herzerkrankung erhöht.

- **Lebensstil- und Verhaltensänderungen** : Angst und Depression beeinträchtigen oft Motivation und Verhalten, was zu schlechten Lebensstilentscheidungen wie geringerer körperlicher Aktivität, ungesunden Essgewohnheiten, Rauchen oder Alkoholkonsum führen kann – Faktoren, die das Risiko von Herz-Kreislauf-Problemen erhöhen.

- **Chronische Entzündungen** : Psychische Erkrankungen wie Angstzustände und Depressionen können chronische Entzündungen im ganzen Körper verursachen. Diese Entzündungen spielen eine Schlüsselrolle bei der Entstehung von Arteriosklerose, der Bildung von Fettablagerungen in den Arterien, die den Blutfluss einschränken und zu Herzerkrankungen führen können.

2. Angstsymptome erkennen

Angst kann viele Formen annehmen und ihre Symptome können von Person zu Person unterschiedlich sein. Menschen mit Herzerkrankungen oder Personen mit einem hohen Risiko dafür sollten besonders auf diese Symptome achten, da unbehandelte Angst die Herz-Kreislauf-Belastung erhöhen kann.

- **Körperliche Symptome** : Angst äußert sich oft in körperlichen Symptomen wie erhöhtem Herzschlag, Muskelverspannungen, Schwitzen, Engegefühl in der Brust und Kurzatmigkeit. Für Personen mit Herzerkrankungen können diese Symptome besonders besorgniserregend sein, da sie Herzsymptome nachahmen oder verschlimmern können.

- **Psychische Symptome** : Angst geht typischerweise mit übermäßiger Sorge, rasenden Gedanken oder Angstgefühlen einher. Betroffene sind möglicherweise ständig mit ihrer Herzgesundheit beschäftigt, machen sich Sorgen über mögliche Symptome oder haben Angst vor zukünftigen Herzproblemen.

- **Verhaltenssymptome** : Manche Menschen mit Angstzuständen vermeiden Situationen, die sie als stressig oder herzgefährdend empfinden, was zu sozialem Rückzug, Bewegungsmangel oder dem Versäumen von Arztterminen führt. Diese Verhaltensweisen können jedoch letztendlich sowohl die geistige als auch die körperliche Gesundheit verschlechtern.

3. Symptome einer Depression erkennen

Depressionen sind eine weitere häufige Erkrankung, die die Herzgesundheit stark beeinträchtigen kann. Das frühzeitige Erkennen der Symptome ist für das geistige und körperliche Wohlbefinden von entscheidender Bedeutung.

- **Emotionale Symptome** : Depressionen gehen oft mit Gefühlen der Traurigkeit, Hoffnungslosigkeit und Wertlosigkeit einher. Bei Patienten mit Herzerkrankungen können Depressionen durch Einschränkungen im Lebensstil, körperliche Symptome oder Sorgen um die langfristige Gesundheit ausgelöst werden, was diese Gefühle noch verstärkt.

- **Körperliche Symptome** : Müdigkeit, Appetitlosigkeit und Schlafstörungen sind bei Depressionen häufig. Bei Patienten mit Herzerkrankungen können diese Symptome bestehende Herz-Kreislauf- Erkrankungen verschlimmern, da sich schlechter Schlaf und schlechte Ernährung direkt auf die Herzgesundheit auswirken.

- **Verhaltenssymptome** : Depressionen können zu einem Verlust des Interesses an Aktivitäten führen, die früher Spaß gemacht haben, einschließlich Sport und sozialem Engagement. Körperliche Inaktivität ist besonders besorgniserregend für die Herzgesundheit, da regelmäßige Bewegung für die Regulierung von Blutdruck, Cholesterin und Gewicht unerlässlich ist.

4. Warum psychische Erkrankungen Herzkrankheiten beeinflussen

Die Auswirkungen von Angst und Depression auf das Herz können sowohl auf biologische als auch auf verhaltensbedingte Faktoren zurückgeführt werden. Diese psychischen Erkrankungen erzeugen einen Kreislauf, in dem Sorgen oder Traurigkeit zu Verhaltensweisen führen, die das Risiko einer Herzerkrankung erhöhen, was wiederum zu noch mehr Sorgen oder Traurigkeit führt.

- **Erhöhte Entzündungsreaktion** : Sowohl Angstzustände als auch Depressionen werden mit erhöhten Werten von Entzündungsmarkern wie Creaktivem Protein (CRP) in Verbindung gebracht, das Blutgefäße schädigen und die Plaquebildung fördern kann.

- **Auswirkungen auf das Verhalten** : Symptome wie Müdigkeit, verminderte Motivation und sozialer Rückzug können zu mangelnder Selbstfürsorge führen und es den Betroffenen erschweren, herzgesunden Aktivitäten nachzugehen.

- **Schlafstörungen** : Angstzustände und Depressionen beeinträchtigen häufig den Schlaf und führen zu Schlaflosigkeit oder schlechter Schlafqualität. Schlechter Schlaf steht im Zusammenhang mit hohem Blutdruck, erhöhten Cortisolwerten und einem höheren Risiko für Herzerkrankungen.

5. Umgang mit Angst und Depression zur Unterstützung der Herzgesundheit

Das Erkennen der Anzeichen von Angst und Depression ist der erste Schritt zur Behandlung dieser Symptome, insbesondere bei Menschen mit Herzerkrankungen oder einem Risiko dafür. Eine effektive Behandlung kann nicht nur die psychische Gesundheit verbessern, sondern auch die allgemeine Belastung des Herz-Kreislauf-Systems verringern.

- **Therapie und Beratung** : Kognitive Verhaltenstherapie (CBT) und andere Formen der Beratung können Einzelpersonen dabei helfen, Angst und Depression zu bewältigen, indem sie negative Denkmuster ansprechen und wirksame Bewältigungsstrategien vermitteln.

- **Medikamentenoptionen** : In manchen Fällen können Ärzte Medikamente zur Linderung von Angst- oder Depressionssymptomen verschreiben. Es ist wichtig, eng mit dem Gesundheitsdienstleister zusammenzuarbeiten, um Medikamente auszuwählen, die die Herzgesundheit nicht beeinträchtigen.

- **Achtsamkeit und Stressbewältigung** : Achtsamkeitspraktiken wie Meditation, Yoga und Atemübungen können helfen, Stressreaktionen zu regulieren und den Cortisolspiegel zu senken, was sich unmittelbar positiv auf die geistige und Herzgesundheit auswirkt.

- **Änderungen des Lebensstils** : Regelmäßige körperliche Betätigung, eine herzgesunde Ernährung und der Verzicht auf Alkohol und Rauchen können die Stimmung verbessern und die Herzgesundheit fördern. Einfache Änderungen wie ein täglicher Spaziergang oder der Verzehr nährstoffreicher Mahlzeiten können tiefgreifende Auswirkungen auf Körper und Geist haben.

6. Unterstützung suchen und in Verbindung bleiben

Das Leben mit Angstzuständen, Depressionen oder einer Herzerkrankung kann zu Isolation führen. Doch die Pflege sozialer Kontakte und die Suche nach Unterstützung bei Freunden, Familie oder Selbsthilfegruppen können die Aussichten und die Gesundheit deutlich verbessern.

- **Selbsthilfegruppen** : Der Beitritt zu einer Selbsthilfegruppe für Herzkrankheiten oder einer Gruppe für psychische Gesundheit bietet die Möglichkeit, Erfahrungen auszutauschen, Erkenntnisse zu gewinnen und praktische Strategien zum Umgang mit der psychischen und körperlichen Gesundheit zu erlernen.

- **Soziales Engagement** : Der Kontakt mit Familie und Freunden hilft, Stress abzubauen, Einsamkeit zu lindern und ein Unterstützungsnetzwerk aufzubauen, das positive Lebensstilentscheidungen fördert. Soziale Interaktionen können die Stimmung verbessern, die Motivation für Bewegung steigern und das Gefühl der Isolation verringern.

- **Professionelle Unterstützung** : Durch die Zusammenarbeit mit Gesundheitsdienstleistern wie Kardiologen und Psychologen können individuelle Strategien für den Umgang mit psychischen Problemen und Herzerkrankungen entwickelt werden. So wird sichergestellt, dass die Patienten eine umfassende, maßgeschneiderte Betreuung erhalten.

12

PRAKTISCHE TECHNIKEN ZUM STRESSMANAGEMENT

MEDITATION, ACHTSAMKEIT UND ATEMÜBUNGEN

Stressbewältigung ist für die Unterstützung der Herzgesundheit unerlässlich, und Meditation, Achtsamkeit und Atemübungen bieten wirksame, wissenschaftlich fundierte Mittel, um dies zu erreichen. Diese Techniken helfen, das Nervensystem zu beruhigen, den Blutdruck zu senken und die Produktion von Stresshormonen zu reduzieren. Für Menschen mit Herzerkrankungen oder einem Risiko dafür kann die Integration dieser Praktiken in das tägliche Leben das allgemeine Wohlbefinden deutlich steigern und einen entspannten Zustand fördern, der die Herz-Kreislauf-Gesundheit fördert. In diesem Abschnitt werden alle diese Techniken untersucht, ihre Wirkungsweise erklärt und Anleitungen für den Einstieg gegeben.

1. Meditation: Ruhe und Konzentration schaffen

Meditation ist die Praxis, den Geist zu fokussieren, oft durch das Wiederholen eines Satzes oder Tons oder durch die Konzentration auf den Atem. Indem man geistiges Geplapper beruhigt und einen Zustand tiefer Entspannung herbeiführt, senkt Meditation nachweislich den Blutdruck, verbessert die Herzfrequenz und verbessert die allgemeine Herzfunktion.

- **Vorteile der Meditation für die Herzgesundheit** : Studien zeigen, dass Meditation den Blutdruck senken, die Ruheherzfrequenz reduzieren und den Cortisolspiegel senken kann, das Stresshormon, dessen erhöhter Wert sich mit der Zeit negativ auf die Herzgesundheit auswirken kann. Regelmäßige

Meditation kann Menschen auch dabei helfen, eine größere Stressresistenz und eine bessere emotionale Kontrolle zu entwickeln.

- **Arten der Meditation** :

  - *Geführte Meditation* : Dabei hören Sie einer Stimme zu, die Sie durch eine Meditationsübung führt. Dies kann für Anfänger hilfreich sein, da es schrittweise Anweisungen zur Konzentration und Entspannung bietet.

  - *Mantra-Meditation* : Hierbei wird ein Wort oder ein Satz wiederholt, um die Konzentration zu fördern. Diese Wiederholung hilft, den Geist zu verankern und fördert ein Gefühl der Ruhe.

  - *Body-Scan-Meditation* : Bei dieser Form wird die Aufmerksamkeit auf verschiedene Körperteile gelenkt, Empfindungen wahrgenommen und Spannungen gelöst. Sie ist besonders hilfreich für Personen, die Stress als körperliche Anspannung empfinden.

- **Erste Schritte mit der Meditation** : Beginnen Sie mit nur 5–10 Minuten täglich und suchen Sie sich einen ruhigen Ort, an dem Sie bequem sitzen können. Konzentrieren Sie sich auf Ihren Atem oder verwenden Sie eine Meditations-App, die geführte Sitzungen anbietet. Steigern Sie die Dauer langsam auf 20 oder mehr Minuten, wenn Sie sich wohl fühlen. Sitzungen am Morgen oder Abend können besonders wohltuend sein und einen ruhigen Start oder Abschluss des Tages ermöglichen.

2. Achtsamkeit: Präsenz fördern, um Stress abzubauen

Achtsamkeit ist die Praxis, im gegenwärtigen Moment voll präsent und engagiert zu sein. Indem Achtsamkeit ein Bewusstsein für Gedanken, Emotionen und körperliche Empfindungen ohne Wertung entwickelt, hilft sie, Stress abzubauen, emotionale Reaktivität zu verhindern und ein Gefühl der Ruhe zu entwickeln.

- **Wie Achtsamkeit dem Herzen zugute kommt** : Achtsamkeit reduziert die Kampf-oder-Flucht-Reaktion, einen Haupttreiber von Stresshormonen, die Blutdruck und Herzfrequenz erhöhen können. Es hat sich auch gezeigt, dass sie Entzündungen verringert, die Schlafqualität verbessert und das emotionale Wohlbefinden fördert, was alles zu einem gesünderen Herzen beiträgt.

- **Achtsame Übungen für Anfänger** :

  - *Bewusstes Essen* : Dabei geht es darum, auf jeden Bissen zu achten und die Aromen, Texturen und Gerüche zu genießen. Bewusstes Essen kann auch zu einer gesünderen Lebensmittelauswahl führen und übermäßiges Essen reduzieren, was zu einer besseren Herzgesundheit beiträgt.

  - *Achtsames Gehen* : Wenn Sie beim Gehen Achtsamkeit üben, kann eine einfache Aktivität zu einer Art Meditation werden. Konzentrieren Sie sich auf die Empfindungen jedes Schritts, den Rhythmus Ihres Atems und Ihre Umgebung und bringen Sie sich in den gegenwärtigen Moment zurück, wenn Ihre Gedanken abschweifen.

  - *Aufmerksames Zuhören* : Konzentrieren Sie sich beim Gespräch mit anderen ganz auf das, was sie sagen, und widerstehen Sie dem Drang, über Ihre Antwort nachzudenken. Dies trägt dazu bei, emotionale

Belastbarkeit aufzubauen und stärkere Beziehungen zu fördern, was beides zu weniger Stress beiträgt.

- **Integrieren Sie Achtsamkeit in Ihren Alltag** : Versuchen Sie, Momente der Achtsamkeit in Ihren Tag einzubauen. Beginnen Sie mit ein paar Minuten morgens oder abends und bringen Sie nach und nach Achtsamkeit in alltägliche Aufgaben wie Zähneputzen, Autofahren oder sogar Warten in der Schlange. Diese kleinen Momente summieren sich und helfen Ihnen, eine Gewohnheit zu entwickeln, präsent zu bleiben, was Stress reduziert und die Herzgesundheit verbessert.

3. Atemübungen: Mit dem Atem Körper und Geist beruhigen

Atemübungen sind einfache, aber wirksame Mittel, um Stress schnell abzubauen und den Körper zu beruhigen. Kontrolliertes Atmen kann die Entspannungsreaktion des Körpers aktivieren, den Blutdruck senken, die Herzfrequenz verlangsamen und den Spiegel von Stresshormonen reduzieren.

- **Warum Atemübungen funktionieren** : Bewusstes, kontrolliertes Atmen greift auf das parasympathische Nervensystem zu, das oft als „Ruhe- und Verdauungssystem" bezeichnet wird. Dieser Teil des Nervensystems hilft, Stress entgegenzuwirken, indem er Körperfunktionen verlangsamt, die angeregt werden, wenn Sie sich gestresst fühlen, wie z. B. schnelle Herzfrequenz und flache Atmung.

- **Effektive Atemtechniken zum Stressabbau** :

  - *Tiefe Zwerchfellatmung* : Atmen Sie tief in den Bauch und nicht flach in die Brust. Legen Sie eine Hand auf Ihren Bauch, atmen Sie langsam durch die Nase ein, spüren Sie, wie sich Ihr Bauch ausdehnt, und atmen Sie langsam durch den Mund aus. Diese Art der Atmung hilft, Blutdruck und Herzfrequenz zu senken.

- *4-7-8-Atemtechnik* : Vier Sekunden lang einatmen, sieben Sekunden lang die Luft anhalten und acht Sekunden lang ausatmen. Diese von Dr. Andrew Weil entwickelte Übung ist besonders hilfreich beim Einschlafen und bei der Bewältigung von Ängsten.

- *Boxatmung (4-4-4-4)* : Vier Sekunden lang einatmen, vier Sekunden lang den Atem anhalten, vier Sekunden lang ausatmen und vier Sekunden lang pausieren. Mehrmals wiederholen. Diese Methode wird häufig vom Militär und von Sportlern wegen ihrer beruhigenden Wirkung auf Körper und Geist verwendet.

- **Tipps zum Üben von Atemübungen** : Nehmen Sie sich zunächst jeden Tag 5–10 Minuten Zeit an einem ruhigen Ort. Üben Sie Atemübungen in Momenten mit hohem Stress oder vor einem stressigen Ereignis wie einem Meeting oder einer Präsentation. Bei regelmäßiger Übung kann kontrolliertes Atmen zu einem zuverlässigen Mittel werden, um den Geist schnell zu beruhigen und die Herzgesundheit zu unterstützen.

4. Erstellen Sie eine Routine für dauerhafte Vorteile

Um Meditation, Achtsamkeit und Atemübungen zu einem regelmäßigen Bestandteil des Lebens zu machen, ist es hilfreich, eine Routine zu etablieren. Probieren Sie verschiedene Praktiken aus, um herauszufinden, was Ihnen am besten gefällt, und legen Sie einen Zeitplan fest, der für Sie funktioniert, sei es morgens, um den Tag ruhig zu beginnen, oder abends, um zu entspannen. Mit der Zeit können diese Praktiken dazu beitragen, Ihre Reaktion auf Stress zu verändern und so die Herzgesundheit und das allgemeine Wohlbefinden zu unterstützen.

Bei der Stressreduzierung geht es nicht nur darum, Reaktionen zu kontrollieren; es geht vielmehr darum, einen Lebensstil zu entwickeln, der Stressauslöser von vornherein minimiert. Einfache Anpassungen der täglichen Gewohnheiten und Routinen können einen erheblichen Einfluss auf die Senkung des Stressniveaus und damit auf die Erhaltung der Herzgesundheit haben. In diesem Abschnitt werden praktische, leicht umzusetzende Änderungen untersucht, die zu einem ausgeglicheneren, stressresistenteren Lebensstil beitragen können.

1. Schlaf priorisieren zur Stressreduzierung und Herzgesundheit

Guter Schlaf ist für emotionale Belastbarkeit und körperliche Erholung unerlässlich. Wenn Sie unter Schlafmangel leiden, steigt Ihr Stresslevel und Ihr Herz muss härter arbeiten, was Ihr Risiko für Bluthochdruck und andere Herz-Kreislauf-Probleme erhöht.

- **Tipps zur Verbesserung der Schlafqualität** :

  - *Etablieren Sie eine Routine* : Versuchen Sie, jeden Tag zur gleichen Zeit ins Bett zu gehen und aufzustehen, auch am Wochenende, um die innere Uhr Ihres Körpers zu regulieren.

  - *Schaffen Sie ein entspannendes Ritual vor dem Schlafengehen* : Lesen, ein warmes Bad oder Entspannungsübungen können Ihrem Gehirn signalisieren, dass es Zeit ist, zur Ruhe zu kommen.

  - *Begrenzen Sie die Bildschirmzeit* : Das blaue Licht von Bildschirmen kann die Melatoninproduktion beeinträchtigen und das Einschlafen erschweren. Versuchen Sie, Bildschirme mindestens eine Stunde vor dem Schlafengehen zu meiden.

- o *Optimieren Sie Ihre Schlafumgebung* : Halten Sie den Raum dunkel, kühl und ruhig. Erwägen Sie Verdunkelungsvorhänge oder weißes Rauschen, wenn Licht- und Geräuschstörungen ein Problem darstellen.

2. Zeitmanagement: Organisieren Sie Ihren Tag, um Stress zu reduzieren

Effektives Zeitmanagement kann das Gefühl der Überforderung verhindern, das erheblich zu Stress beiträgt. Einfache organisatorische Praktiken können für Klarheit sorgen und es einfacher machen, die täglichen Aufgaben zu bewältigen, ohne sich gehetzt oder überfordert zu fühlen.

- **Strategien für ein besseres Zeitmanagement** :

  - o *Planen Sie Ihren Tag* : Verwenden Sie einen Planer oder einen digitalen Kalender, um Aufgaben zu organisieren, und reservieren Sie für jede Aktivität bestimmte Zeiten. Priorisieren Sie wichtige Aufgaben und planen Sie Zeit für Pausen ein.

  - o *Teilen Sie Aufgaben in überschaubare Schritte auf* : Große Aufgaben können entmutigend wirken. Indem Sie sie in kleinere Schritte aufteilen, können Sie stetig vorankommen und den Stress vermeiden, sich überfordert zu fühlen.

  - o *Lernen Sie, Nein zu sagen* : Das Setzen von Grenzen ist wichtig, um zu vermeiden, dass Sie sich zu viel vornehmen. Wenn eine Bitte oder Verpflichtung nicht mit Ihren Zielen oder Kapazitäten übereinstimmt, ist es in Ordnung, sie abzulehnen.

o   *Beschränken Sie Multitasking* : Untersuchungen zeigen, dass Multitasking Stress erhöht und die Produktivität verringert. Konzentrieren Sie sich stattdessen auf eine Aufgabe nach der anderen und vertiefen Sie sich vollständig darin, bevor Sie mit der nächsten fortfahren.

3. Soziale Kontakte knüpfen und Unterstützung suchen

Starke soziale Bindungen können als Puffer gegen Stress wirken. Studien zeigen, dass soziale Interaktionen Oxytocin freisetzen, ein Hormon, das den Cortisolspiegel senken und zu einem Gefühl des Wohlbefindens beitragen kann. Unterstützende Beziehungen können Ihnen helfen, Stress besser zu bewältigen und ein Gefühl der Zugehörigkeit zu vermitteln.

- **Tipps zum Aufbau eines Support-Netzwerks** :

  o   *Regelmäßige soziale Aktivitäten* : Nehmen Sie sich Zeit, um mit Freunden und Familie in Kontakt zu bleiben, sei es durch Telefongespräche, Kaffeeklatsch oder gemeinsame Aktivitäten.

  o   *Treten Sie einer Gruppe oder einem Club bei* : Die Zugehörigkeit zu einer Community mit gemeinsamen Interessen kann ein Gefühl der Sinnhaftigkeit und ein Unterstützungsnetzwerk vermitteln.

  o   *Drücken Sie sich aus* : Mit einem Freund, einem Familienmitglied oder einem Berater über Ihre Gefühle zu sprechen, kann therapeutisch sein und Stress abbauen. Sie müssen nicht alles alleine bewältigen.

  o   *Üben Sie aktives Zuhören* : Starke soziale Bindungen basieren auf gegenseitiger Unterstützung. Wenn Sie anderen zuhören, zeigen Sie Empathie und seien Sie ganz präsent, um Beziehungen zu stärken.

4. Dankbarkeit und positives Denken üben

Eine positive Einstellung zu entwickeln und Dankbarkeit zu üben, kann Ihre Stresswahrnehmung verändern. Sich auf das zu konzentrieren, wofür Sie dankbar sind, reduziert Stress, da es die Aufmerksamkeit von Herausforderungen weg und hin zu den positiven Aspekten des Lebens lenkt.

- **Möglichkeiten zur Entwicklung einer dankbaren Einstellung** :

  - *Tägliches Dankbarkeitstagebuch* : Schreiben Sie jeden Tag drei Dinge auf, für die Sie dankbar sind. Diese einfache Übung verbessert nachweislich die Stimmung und reduziert Stress.

  - *Negative Gedanken umformulieren* : Wenn Sie mit einer schwierigen Situation konfrontiert sind, versuchen Sie, einen Silberstreifen am Horizont oder eine Lernmöglichkeit zu finden. Dies hilft, Widerstandsfähigkeit gegen Stress zu entwickeln.

  - *Konzentrieren Sie sich auf Erfolge, nicht nur auf Ziele* : Erkennen Sie die Fortschritte, die Sie gemacht haben, egal wie klein sie sind, um Ihr Selbstvertrauen zu stärken und Stress im Zusammenhang mit zukünftigen Zielen zu reduzieren.

  - *Drücken Sie Wertschätzung aus* : Sagen Sie den Menschen um Sie herum, warum Sie sie schätzen. Diese kleine Geste kann jemand anderem den Tag verschönern und Ihre sozialen Bindungen stärken, was wiederum Stress reduziert.

5. Regelmäßige körperliche Aktivität

Bewegung ist ein natürlicher Stressabbau, der Endorphine freisetzt, chemische Stoffe, die die Stimmung verbessern und Schmerzgefühle reduzieren. Körperliche Aktivität wirkt sich auch direkt positiv auf die Herzgesundheit aus, da sie die Durchblutung verbessert, den Blutdruck senkt und die Ausdauer des Herz-Kreislauf-Systems verbessert.

- **Einfache Möglichkeiten, körperliche Betätigung in den Alltag zu integrieren** :

  - *Täglich spazieren gehen* : Spaziergänge, insbesondere in der Natur, können Stress schnell abbauen und die Stimmung verbessern. Streben Sie mindestens 20–30 Minuten pro Tag an.

  - *Dehnen und bewegen Sie sich den ganzen Tag* : Langes Sitzen kann zu Verspannungen führen. Regelmäßiges Dehnen oder kurze Bewegungspausen können angesammelte Spannungen lösen und eine mentale Pause verschaffen.

  - *Probieren Sie Aktivitäten aus, die Ihnen Spaß machen* : Ob Tanzen, Schwimmen oder Radfahren – durch die Ausübung angenehmer Aktivitäten fühlt sich das Training weniger wie eine lästige Pflicht und mehr wie eine Wohltat für sich selbst an.

  - *Kombinieren Sie körperliche Aktivität mit sozialer Interaktion* : Gruppenkurse, Mannschaftssport oder sogar das Trainieren mit einem Freund können körperliche Aktivität angenehm und sozial erfüllend machen.

6. Minimieren Sie die Aufnahme von Koffein, Alkohol und Nikotin

Koffein, Alkohol und Nikotin sind weit verbreitete Substanzen, die bei übermäßigem Konsum Stress und Belastung für das Herz verschlimmern können. Koffein kann beispielsweise die Herzfrequenz erhöhen und Sie nervös machen, während übermäßiger Alkohol- und Nikotinkonsum den Schlaf stören und den Blutdruck erhöhen kann.

- **Praktische Tipps zur Reduzierung der Aufnahme** :

    o *Allmählich reduzieren* : Plötzliche Veränderungen können Entzugserscheinungen hervorrufen , reduzieren Sie Ihre Aufnahme daher allmählich.

    o *Entscheiden Sie sich für Alternativen* : Ersetzen Sie Koffein durch Kräutertees, Alkohol durch Mineralwasser oder Nikotin durch gesunde Snacks.

    o *Auslöser identifizieren* : Wenn Sie als Reaktion auf Stress dazu neigen, zu Koffein, Alkohol oder Nikotin zu greifen, entwickeln Sie gesündere Bewältigungsstrategien wie tiefes Atmen, Dehnen oder einen Gang an die frische Luft.

7. Schaffen Sie eine entspannende Umgebung zu Hause

Ihre physische Umgebung kann das Stressniveau stark beeinflussen. Ein gut organisierter, ruhiger Raum kann Entspannung fördern, während eine überfüllte, chaotische Umgebung zu Stress und Überforderung beitragen kann.

- **Schritte zum Schaffen eines stressfreien Raums :**

o   *Räumen Sie regelmäßig auf* : Ein aufgeräumter Raum sorgt für einen klaren Kopf. Fangen Sie klein an, indem Sie vielleicht einen Bereich nach dem anderen aufräumen, um zu vermeiden, dass Sie sich überfordert fühlen.

o   *Integrieren Sie die Natur* : Pflanzen, natürliches Licht und sanfte Außengeräusche können eine beruhigende Atmosphäre schaffen, die Entspannung und Wohlbefinden fördert.

o   *Richten Sie eine Entspannungsecke ein* : Richten Sie eine gemütliche Ecke mit bequemen Sitzgelegenheiten, beruhigender Beleuchtung und vielleicht ein paar Büchern oder Musik ein, um einen Raum zum Entspannen zu schaffen.

o   *Verwenden Sie beruhigende Düfte* : Ätherische Öle wie Lavendel, Kamille und Eukalyptus können Stress reduzieren und die Entspannung fördern.

8. Machen Sie Pausen und üben Sie im Laufe des Tages „Mikro-Ruhe"

Kurze Pausen während des Tages, oder „Mikropausen", können Burnout vorbeugen und Stress abbauen. Diese Momente ermöglichen es dem Geist, sich zu erholen, Spannungen abzubauen und können sogar die Kreativität fördern.

- **So implementieren Sie Mikropausen**:

o   *Die 20-20-20-Regel* : Schauen Sie alle 20 Minuten für 20 Sekunden von Ihrem Bildschirm weg auf einen 6 Meter entfernten Gegenstand, um die Augen zu schonen und Ihren Fokus neu auszurichten.

- *Mini-Dehnpausen* : Stehen Sie jede Stunde auf, strecken Sie sich und atmen Sie ein paar Mal tief durch, um körperliche Anspannung zu lösen.

- *Machen Sie kurze Spaziergänge* : Ein kurzer Spaziergang, selbst wenn er nur fünf Minuten dauert, kann Ihnen helfen, mit neuer Konzentration und Ruhe an Ihre Aufgaben zurückzukehren.

- *Üben Sie „Einfach atmen"-Momente* : Halten Sie inne, schließen Sie die Augen und atmen Sie dreimal langsam und tief durch, wenn Sie spüren, dass sich Stress aufbaut.

13

AUFBAU EINES SUPPORTSYSTEMS

DIE ROLLE VON FAMILIE, FREUNDEN UND GEMEINSCHAFT FÜR DIE HERZGESUNDHEIT

Ein starkes Unterstützungssystem ist für die Verbesserung der Herzgesundheit und des allgemeinen Wohlbefindens unerlässlich. Bei der Behandlung oder dem Versuch, Herzkrankheiten rückgängig zu machen, können Familie, Freunde und Gemeindemitglieder eine wichtige Rolle spielen, indem sie emotionale, praktische und motivierende Unterstützung bieten. Untersuchungen zeigen, dass Personen mit einem starken Unterstützungsnetzwerk tendenziell weniger Stress haben, eher an gesunden Gewohnheiten festhalten und ein stärkeres Gefühl der Zielstrebigkeit haben – all dies trägt zu einer besseren kardiovaskulären Gesundheit bei.

1. Emotionale Unterstützung und Stressabbau

Herzerkrankungen können emotional belastend sein und häufig Angstgefühle, Furcht und Frustration hervorrufen. Familienmitglieder und enge Freunde bieten wichtige emotionale Unterstützung, die hilft, diese Gefühle zu lindern und in schwierigen Zeiten Trost spendet. Zu wissen, dass jemand da ist, der zuhört und Mut macht, hilft, Stress abzubauen und zu verhindern, dass er sich negativ auf die Herzgesundheit auswirkt.

- **Vorteile der emotionalen Unterstützung** :

  - *Weniger Ängste* : Offenes Sprechen über Ängste und Sorgen kann die emotionale Belastung lindern, insbesondere mit geliebten Menschen, denen man vertraut.

o *Erhöhte Motivation* : Ermutigung durch Freunde oder Familie kann positives Verhalten verstärken, wie z. B. eine herzgesunde Ernährung oder körperlich aktiv zu bleiben.

o *Verbesserte Stimmung* : Studien zeigen, dass starke Beziehungen mit der Ausschüttung von Oxytocin verbunden sind, einem Hormon, das den Cortisolspiegel senkt und die Stimmung verbessert.

2. Praktische Unterstützung für gesunde Gewohnheiten

Die Annahme und Beibehaltung herzgesunder Gewohnheiten kann ohne praktische Unterstützung eine Herausforderung sein. Familie und Freunde können helfen, indem sie gemeinsam mit dem Betroffenen Änderungen am Lebensstil vornehmen, was die Eigenverantwortung erhöht und das Gefühl der Isolation verringert. Sie können herzgesunde Mahlzeiten, Trainingsroutinen und stressreduzierende Aktivitäten fördern und daran teilnehmen, sodass es für den Betroffenen einfacher wird, sich daran zu halten.

- **So können Familie und Freunde praktisch helfen** :

  o *Zubereitung von Mahlzeiten* : Ihre Lieben können bei der Zubereitung nahrhafter, herzfreundlicher Mahlzeiten helfen, wodurch es einfacher wird, verarbeitete und natriumreiche Lebensmittel zu vermeiden.

  o *Trainingspartner* : Gemeinsam mit der Familie oder Freunden Sport zu treiben, macht oft mehr Spaß und ist motivierender, als es allein zu tun. Aktivitäten wie Spazierengehen, Joggen oder die Teilnahme an einem Fitnesskurs können wertvolle gemeinsame Erfahrungen bieten.

  o *Regelmäßige Check-Ins* : Eine einfache SMS oder ein Anruf, um sich nach dem Fortschritt zu erkundigen oder Mut zu machen, kann den

Unterschied ausmachen, wenn es darum geht, einen Plan für die Gesundheit Ihres Herzens einzuhalten.

3. Schaffen einer positiven und ermutigenden Umgebung

Die Atmosphäre zu Hause kann einen erheblichen Einfluss darauf haben, wie erfolgreich jemand mit einer Herzerkrankung umgeht. Eine positive Umgebung, in der geliebte Menschen herzgesunde Ziele offen unterstützen, trägt dazu bei, den Grundstein für anhaltenden Erfolg zu legen. Indem sie eine Atmosphäre schaffen, die eine gesunde Lebensführung fördert, helfen Familienmitglieder und Freunde dem Einzelnen, bei seinen Lebensstiländerungen konsequent zu bleiben.

- **Aufbau einer unterstützenden häuslichen Umgebung** :

  - *Lagern Sie herzgesunde Lebensmittel* : Familienmitglieder können helfen, indem sie zu Hause einen Vorrat an Obst, Gemüse und anderen nährstoffreichen Lebensmitteln anlegen und so der Versuchung weniger gesunder Alternativen erliegen.

  - *Feiern Sie kleine Erfolge* : Das Feiern von Fortschritten, egal wie klein, verstärkt positives Verhalten und stärkt die Motivation.

  - *Auslöser minimieren* : Durch die Reduzierung stressiger Interaktionen oder die Vermeidung negativer Gewohnheiten (wie etwa Rauchen) schaffen Sie ein unterstützendes Umfeld für die Herzgesundheit.

4. Die Rolle der Gemeinschaft für die Herzgesundheit

Durch die Unterstützung durch die Gemeinschaft, wie etwa durch den Beitritt zu lokalen Gruppen oder die Teilnahme an Gesundheitsprogrammen, können die Vorteile eines Unterstützungssystems über das Zuhause hinaus erweitert werden.

Viele Gemeinschaften bieten Ressourcen, Aktivitäten und Veranstaltungen zur Förderung der Herzgesundheit an, wie etwa Wanderclubs, Kochkurse und Selbsthilfegruppen, die sich auf Herzkrankheiten konzentrieren.

- **Zu erkundende Community-Ressourcen** :

  o *Wander- oder Laufclubs* : In vielen Gemeinden gibt es Wander- oder Laufclubs, in denen Menschen mit anderen in Kontakt kommen und motiviert bleiben können.

  o *Ernährungsworkshops* : Lokale Zentren oder Wellness-Programme bieten oft Workshops zu Ernährung und Essensplanung an, die die Herzgesundheit unterstützen können.

  o *Freiwilligengruppen* : Die Teilnahme an gemeinnützigen Aktivitäten hat den doppelten Vorteil, dass sie Stress abbaut und ein Gefühl der Sinnhaftigkeit vermittelt, was sich positiv auf die Herzgesundheit auswirkt.

5. Mehr Verantwortlichkeit und langfristiger Erfolg

Verantwortlichkeit ist unerlässlich, um die für die Herzgesundheit notwendigen Lebensstiländerungen beizubehalten, und Familie und Freunde geben die notwendige Ermutigung und sanfte Erinnerung, um auf Kurs zu bleiben. Wenn Angehörige über die Herzgesundheitsziele Bescheid wissen, können sie den Betroffenen an das Gesamtbild erinnern und ihm helfen, langfristig konsequent zu bleiben.

- **Beispiele, wie Familie und Freunde bei der Rechenschaftslegung helfen können :**

  - *Setzen Sie sich gemeinsam Ziele* : Ob Sie täglich eine bestimmte Schrittzahl erreichen oder jede Woche ein neues, gesundes Rezept ausprobieren möchten – gemeinsame Ziele machen den Fortschritt leichter erreichbar.

  - *Planen Sie regelmäßige Check-Ins* : Das regelmäßige Besprechen von Fortschritten und Herausforderungen hilft dem Einzelnen, konzentriert und seiner Gesundheit verpflichtet zu bleiben.

  - *Fördern Sie die Vorsorge* : Familienmitglieder können sich gegenseitig daran erinnern, regelmäßig an medizinischen Kontrolluntersuchungen oder Screenings teilzunehmen, um die Herzgesundheit zu überwachen.

6. Vorteile eines Unterstützungssystems für die Herzgesundheit

Studien bestätigen, dass Personen mit starken sozialen Bindungen ein geringeres Risiko für Herzkrankheiten und Depressionen haben und eine höhere Lebenserwartung haben als Personen, die sich isoliert fühlen. Ein zuverlässiges Unterstützungssystem hilft, Stress abzubauen, stärkt die Einhaltung von Herzgesundheitsroutinen und bietet ein Netzwerk von Menschen, auf die man sich bei Rückschlägen stützen kann, was den Gesamterfolg bei der Behandlung oder Umkehrung von Herzkrankheiten erheblich steigert.

- **Zusammenfassung der Vorteile :**

- o *Niedrigerer Blutdruck* : Ein vertrauenswürdiges Unterstützungssystem kann zu niedrigerem Blutdruck und einem geringeren Risiko von Herzkomplikationen führen.

- o *Höhere Lebenserwartung* : Menschen mit starken sozialen Netzwerken leben tendenziell länger, oft aufgrund einer verbesserten geistigen und körperlichen Gesundheit.

- o *Verbesserte Lebensqualität* : Unterstützende Beziehungen verbessern das geistige Wohlbefinden und die allgemeine Lebenszufriedenheit, was wiederum der Herzgesundheit zugute kommt.

WIE SELBSTHILFEGRUPPEN UND BERATUNG HELFEN KÖNNEN

Die Behandlung von Herzerkrankungen geht oft mit einer Mischung aus emotionalen, körperlichen und geistigen Herausforderungen einher, die überwältigend sein können. Selbsthilfegruppen und Beratung bieten gezielte Hilfe, indem sie einen sicheren Raum bieten, um Erfahrungen auszutauschen, neue Bewältigungsstrategien zu erlernen und Ermutigung von anderen zu erhalten, die sich in ähnlichen Situationen befinden. Studien zeigen, dass Personen, die an Selbsthilfegruppen und Beratung teilnehmen, besser in der Lage sind, mit Stress umzugehen, sich an Änderungen ihres Lebensstils zu halten und ein Gefühl der Verbundenheit zu erleben, das sowohl der geistigen als auch der Herzgesundheit zugutekommt.

1. Emotionale und psychische Vorteile von Selbsthilfegruppen

Selbsthilfegruppen bringen Menschen zusammen, die eine gemeinsame Erfahrung teilen, beispielsweise das Leben mit einer Herzerkrankung. Dieses gemeinsame Verständnis schafft einen Raum, in dem sich die Menschen gehört und verstanden fühlen, ohne dass sie verurteilt werden. Selbsthilfegruppen bieten oft wertvolle emotionale Vorteile, beispielsweise:

- **Weniger Isolationsgefühle** : Viele Menschen mit Herzerkrankungen fühlen sich in ihrer Situation isoliert. Durch den Beitritt zu einer Selbsthilfegruppe erkennen die Betroffenen, dass sie auf ihrem Weg nicht allein sind, und können so Einsamkeitsgefühle lindern.

- **Unterstützung durch Gleichgesinnte und Empathie** : Anders als Freunde und Familie, die die emotionale Belastung einer Herzerkrankung möglicherweise nicht ganz nachvollziehen können, haben die Mitglieder einer Selbsthilfegruppe oft mit ähnlichen Problemen zu kämpfen und können aufgrund gemeinsamer Erfahrungen Empathie aufbringen.

- **Ermutigung und Motivation** : Die Fortschritte und Erfolge anderer in einer Selbsthilfegruppe zu beobachten, kann inspirierend sein. Die Mitglieder können Tipps austauschen, Erfolge teilen und sich gegenseitig ermutigen. So entsteht ein positiver Verstärkungskreislauf, der alle motiviert, herzgesunde Gewohnheiten beizubehalten.

2. Arten von Selbsthilfegruppen für Herzerkrankungen

Selbsthilfegruppen für Herzkrankheiten gibt es in verschiedenen Formen, die auf unterschiedliche Bedürfnisse, Zeitpläne und Vorlieben eingehen. Einige gängige Typen sind:

- **Persönliche Selbsthilfegruppen** : Persönliche Gruppen werden oft von Krankenhäusern, Wellness-Zentren oder Gemeindeorganisationen veranstaltet und bieten einen persönlichen Austausch, der tiefere

Verbindungen schaffen und eine regelmäßige Unterstützungsroutine bieten kann.

- **Online-Selbsthilfegruppen** : Virtuelle Selbsthilfegruppen erfreuen sich aufgrund ihrer Zugänglichkeit zunehmender Beliebtheit. Sie bieten die Flexibilität, von zu Hause aus teilzunehmen, und umfassen häufig Foren, Chatgruppen oder Live-Videositzungen, in denen Einzelpersonen Probleme mit anderen auf der ganzen Welt besprechen können.

- **Krankheitsspezifische Gruppen** : Viele Gruppen sind auf bestimmte Herzkrankheiten wie Bluthochdruck, koronare Herzkrankheit oder Unterstützung nach Herzoperationen zugeschnitten. Diese krankheitsspezifischen Gruppen konzentrieren sich auf die besonderen Herausforderungen, Lebensstiländerungen und Behandlungen, die für jede Krankheit spezifisch sind, und bieten gezielte Beratung und Unterstützung.

3. Die Rolle der Beratung für die Herzgesundheit

Die Beratung bietet einen individuellen Ansatz zum Umgang mit den psychologischen Auswirkungen einer Herzerkrankung. Ein zugelassener Therapeut kann einer Person helfen, Stress zu bewältigen, sich an neue Veränderungen im Lebensstil anzupassen und mit Angstgefühlen, Depressionen oder Furcht umzugehen, die oft mit der Diagnose einer Herzerkrankung einhergehen. Zu den Vorteilen der Beratung gehören:

- **Techniken zur Stressreduzierung** : Chronischer Stress wirkt sich negativ auf die Herzgesundheit aus. Therapeuten arbeiten mit den Patienten zusammen, um gesunde Bewältigungsmechanismen zu entwickeln , wie etwa kognitive Verhaltensstrategien, um Stress auf eine Weise zu bewältigen, die das Herz schützt.

- **Umgang mit Angst und Depression** : Herzkrankheiten können zu Angst- und Depressionssymptomen führen oder diese verschlimmern. Die Beratung bietet eine therapeutische Umgebung, um diese Probleme anzugehen und den Betroffenen zu helfen, ihr emotionales Gleichgewicht wiederzuerlangen und proaktive Schritte für ihr Wohlbefinden zu unternehmen.

- **Zielsetzung und Verantwortlichkeit** : Therapeuten können Einzelpersonen dabei helfen, realistische Ziele für Änderungen des Lebensstils zu setzen, wie z. B. Änderungen der Ernährung und des Trainings. Regelmäßige Beratungssitzungen bieten eine Quelle der Verantwortlichkeit und machen es einfacher, sich an herzgesunde Entscheidungen zu halten.

4. So finden Sie Selbsthilfegruppen und Beratung zur Herzgesundheit

Die Suche nach einer Selbsthilfegruppe oder einem auf Herzgesundheit spezialisierten Berater kann einen erheblichen Unterschied bei der effektiven Behandlung der Krankheit ausmachen. Einige Ansatzpunkte sind:

- **Überweisungen an Krankenhäuser oder Kliniken** : In vielen Krankenhäusern gibt es Selbsthilfegruppen speziell für Herzpatienten und sie verfügen oft über die Ressourcen, um Patienten an Beratungsdienste zu vermitteln, die sich auf die Herz-Kreislauf-Gesundheit spezialisiert haben.

- **Gemeinnützige Herzorganisationen** : Organisationen wie die American Heart Association verfügen häufig über Online- Verzeichnisse, Links und Listen mit Hilfsressourcen und zugelassenen Beratern, die auf Herzgesundheit spezialisiert sind.

- **Online-Plattformen und Apps** : Zahlreiche Online-Plattformen bieten virtuelle Selbsthilfegruppen und Teletherapie-Optionen an, sodass Sie bequem von zu Hause aus maßgeschneiderte Unterstützung finden können. Websites wie die National Alliance on Mental Illness (NAMI) und Plattformen wie BetterHelp können Einzelpersonen auch mit Fachleuten für psychische Gesundheit in Kontakt bringen.

5. Vorteile von Selbsthilfegruppen und Beratung für eine langfristige Herzgesundheit

Der Beitritt zu einer Selbsthilfegruppe oder die Teilnahme an einer Beratung verschafft nicht nur sofortige Linderung von emotionaler Belastung, sondern unterstützt auch langfristig die Herzgesundheit. Untersuchungen legen nahe, dass Menschen, die beständige Unterstützung erhalten, sei es durch Gruppen oder Einzelberatung, tendenziell bessere gesundheitliche Ergebnisse erzielen, weniger Komplikationen erleiden und sich nach einem Herzereignis oft erfolgreicher erholen. Einige langfristige Vorteile sind:

- **Niedrigerer Blutdruck** : Weniger Stress durch emotionale Unterstützung und therapeutische Anleitung kann den Blutdruck senken, ein wichtiger Faktor bei der Behandlung von Herzerkrankungen.

- **Bessere Einhaltung von Gesundheitsplänen** : Beratung und Gruppenverantwortung erhöhen die Wahrscheinlichkeit, dass herzgesunde Routinen wie regelmäßige Bewegung, Einhaltung der Medikamenteneinnahme und eine nahrhafte Ernährung eingehalten werden.

- **Verbesserte Lebensqualität** : Ein unterstützendes Netzwerk trägt dazu bei, dass sich Einzelpersonen gestärkt, motiviert und verbunden fühlen. Dies verbessert nicht nur die psychische Gesundheit, sondern auch die Lebensqualität bei der Bewältigung der Herausforderungen einer Herzerkrankung.

6. Unterstützung und Beratung in Krisensituationen

Selbsthilfegruppen und Beratung sind besonders wichtig in Krisensituationen, wie beispielsweise nach einem Herzinfarkt oder während einer Phase schwerer gesundheitlicher Ängste. Eine spezialisierte Krisenberatung bietet Werkzeuge, um akuten Stress zu bewältigen, Veränderungen im Leben zu meistern und sich an alle körperlichen Einschränkungen oder Ängste anzupassen, die nach einem Herzereignis auftreten können.

- **Krisen-Selbsthilfegruppen** : Einige Selbsthilfegruppen konzentrieren sich auf die Hilfe für Menschen, die kürzlich einen Herzinfarkt oder andere akute Ereignisse erlitten haben. Diese Gruppen bieten eine sichere Umgebung, um Erfahrungen zu verarbeiten und sich auf Schritte zur Genesung zu konzentrieren.

- **Beratung zur Anpassung des Lebensstils** : Berater können mit Einzelpersonen und Familien zusammenarbeiten, um nach dem Ereignis notwendige Anpassungen des Lebensstils vorzunehmen und Anleitungen zur Anpassung von Routinen zur Förderung der Herzgesundheit geben.

TEIL 5: LEBENSSTILÄNDERUNGEN FÜR EINE DAUERHAFTE HERZGESUNDHEIT

14

DIE KRAFT DES SCHLAFS UND DER RUHE

WIE SICH SCHLAF AUF DIE HERZGESUNDHEIT AUSWIRKT

Schlaf spielt eine entscheidende Rolle bei der Erhaltung der Herzgesundheit und beeinflusst alles von Blutdruck bis hin zu Entzündungen. Während guter Schlaf Körper und Geist erfrischt, sind schlechte Schlafmuster mit einem erhöhten Risiko für Herzerkrankungen verbunden. Das Verständnis der Art und Weise, wie Schlaf die Herz-Kreislauf-Gesundheit beeinflusst, kann verdeutlichen, warum es sowohl für die Vorbeugung als auch für die Umkehrung von Herzerkrankungen wichtig ist, Ruhe zu priorisieren.

1. Schlaf und Blutdruckregulierung

Einer der direktesten Wege, auf denen Schlaf die Herzgesundheit beeinflusst, ist seine Wirkung auf den Blutdruck. Während des Schlafs sinkt der Blutdruck des Körpers auf natürliche Weise, sodass Herz und Blutgefäße sich ausruhen können. Diese nächtliche Drucksenkung trägt dazu bei, den ganzen Tag über einen gesunden Blutdruck aufrechtzuerhalten. Wenn der Schlaf jedoch unzureichend oder gestört ist, sinkt der Blutdruck nicht wie er sollte, was zu einem Zustand namens „Non-Dipping" führt. Mit der Zeit kann ein dauerhaft hoher nächtlicher Blutdruck das Risiko von Bluthochdruck erhöhen, einem Hauptfaktor für Herzerkrankungen.

- **Studien und Erkenntnisse** : Untersuchungen haben gezeigt, dass Menschen mit schlechter Schlafqualität oder weniger als sechs Stunden Schlaf pro

Nacht ein deutlich höheres Risiko haben, an Bluthochdruck zu erkranken. Eine gute Blutdruckregulierung während des Schlafs trägt zu einer geringeren Belastung des Herzens bei und senkt das Risiko kardiovaskulärer Ereignisse wie Herzinfarkte und Schlaganfälle.

2. Schlaf und Herzfrequenzvariabilität

Die Herzfrequenzvariabilität (HRV) ist das Maß für die zeitliche Veränderung zwischen den Herzschlägen. Eine hohe HRV wird oft mit einer besseren kardiovaskulären Gesundheit und Anpassungsfähigkeit an Stress in Verbindung gebracht, während eine niedrige HRV mit Herzerkrankungen in Verbindung gebracht wird. Guter Schlaf trägt zu einer optimalen HRV bei, indem er dem autonomen Nervensystem ermöglicht, richtig zu funktionieren. Guter Schlaf fördert ein Gleichgewicht zwischen den sympathischen („Kampf oder Flucht") und parasympathischen („Ruhe und Verdauung") Zweigen, was zu einem gesünderen, widerstandsfähigeren Herzen führt.

- **Stressabbau** : Guter Schlaf unterstützt ein ausgeglichenes autonomes Nervensystem, trägt zur Regulierung von Stressreaktionen bei und schützt vor der Belastung des Herzens durch chronischen Stress.

3. Entzündung und Immunreaktion

Schlaf ist eng mit der Regulierung des Immunsystems verbunden. Während des Tiefschlafs setzt der Körper Zytokine frei, Proteine, die Entzündungen und Infektionen bekämpfen. Chronischer Schlafmangel stört diesen Prozess und führt zu erhöhten Entzündungsmarkern im Körper, die zu Arteriosklerose (Plaquebildung in den Arterien) und anderen Herz-Kreislauf-Problemen beitragen können. Entzündungen sind ein bekannter Faktor bei der Entwicklung von

Herzerkrankungen, daher ist die Bekämpfung durch ausreichend Schlaf für die Erhaltung der Herzgesundheit unerlässlich.

Auswirkungen von Entzündungen auf das Herz : Hohe Entzündungswerte stehen im Zusammenhang mit Arteriosklerose, einer Erkrankung, die durch Verhärtung und Verengung der Arterien gekennzeichnet ist, was den Blutfluss einschränkt und das Risiko von Herzinfarkten und Schlaganfällen erhöht. Ausreichender Schlaf reduziert Entzündungswerte und unterstützt ein gesünderes Gefäßsystem.

4. Hormonelles Gleichgewicht und Herzgesundheit

Schlaf spielt eine Schlüsselrolle beim Ausgleich von Hormonen, die sich auf die Herzgesundheit auswirken, darunter Stresshormone wie Cortisol und appetitanregende Hormone wie Ghrelin und Leptin. Gestörte Schlafmuster können zu erhöhten Cortisolspiegeln führen, was wiederum zu erhöhtem Blutdruck, Gewichtszunahme und einem erhöhten Risiko einer Insulinresistenz beiträgt, was alles das Herz belastet.

- **Insulinresistenz** : Schlechter Schlaf kann zu Insulinresistenz führen, einem Zustand, der die Fähigkeit des Körpers, den Blutzucker zu regulieren, beeinträchtigt. Mit der Zeit kann Insulinresistenz zu Typ-2-Diabetes führen, einem Hauptrisikofaktor für Herzerkrankungen.

- **Appetitkontrolle** : Schlafmangel erhöht den Ghrelinspiegel (Hungerhormon) und senkt den Leptinspiegel (Sättigungshormon), was zu gesteigertem Appetit und ungesunden Essgewohnheiten führt. Dieses Ungleichgewicht führt häufig zu Gewichtszunahme, einem erheblichen Risikofaktor für Herz-Kreislauf-Erkrankungen.

5. Schlafapnoe und kardiovaskuläres Risiko

Schlafapnoe, eine häufige Schlafstörung, wirkt sich direkt auf die Herzgesundheit aus, da die Atmung während des Schlafs wiederholt unterbrochen wird. Jedes Mal, wenn die Atmung aussetzt, erfährt der Körper einen Anstieg des Cortisolspiegels, da er kurz aufwacht und die Atmung wieder aufnehmen muss. Diese Störung belastet das Herz-Kreislauf-System und wird mit einem erhöhten Risiko für Bluthochdruck, Herzrhythmusstörungen, Herzinfarkte und Schlaganfälle in Verbindung gebracht.

- **Die Auswirkungen von Schlafapnoe verstehen** : Schlafapnoe führt zu einem Abfall des Sauerstoffgehalts, was oxidativen Stress und Entzündungen auslöst, die beide schädlich für die Herzgesundheit sind. Eine CPAP- Therapie (Continuous Positive Airway Pressure), die die Atemwege während des Schlafs offen hält, senkt nachweislich den Blutdruck und kardiovaskuläre Ereignisse bei Patienten mit Schlafapnoe.

6. Schlafdauer und Herzgesundheit

Die Schlafdauer ist ebenso wichtig wie die Schlafqualität. Sowohl unzureichende als auch übermäßige Schlafdauer stehen im Zusammenhang mit Herzerkrankungen. Die meisten Erwachsenen benötigen 7 bis 9 Stunden Schlaf pro Nacht, um eine optimale Herz-Kreislauf-Gesundheit aufrechtzuerhalten. Untersuchungen haben gezeigt, dass Personen, die regelmäßig weniger als sechs Stunden oder mehr als neun Stunden pro Nacht schlafen, einem erhöhten Risiko für koronare Herzkrankheit, Bluthochdruck und Schlaganfall ausgesetzt sind.

- **Optimale Schlafdauer** : Sieben bis acht Stunden pro Nacht gelten als ideal für die Herzgesundheit und sorgen für ein Gleichgewicht zwischen Erholung und körperlichem und geistigem Wohlbefinden.

7. Schlaf und Genesung bei Herzerkrankungen

Bei Personen, die sich von Herzproblemen erholen, kann die Schlafqualität ihren Genesungsprozess beeinflussen. Guter Schlaf hilft, den Blutdruck zu stabilisieren,

Entzündungen zu reduzieren und die emotionale Gesundheit zu steuern – alles Dinge, die während der Genesung wichtig sind. Patienten, die dem Schlaf Priorität einräumen, erleben mit größerer Wahrscheinlichkeit bessere Genesungsergebnisse und weniger Symptome, wodurch sie schneller wieder Energie und körperliche Stärke erlangen.

TIPPS ZUR VERBESSERUNG DER SCHLAFQUALITÄT

Eine gute Schlafqualität kann sich positiv auf die Herzgesundheit auswirken, da eine gute Erholung alles von der Blutdruckregulierung bis zur Entzündungskontrolle unterstützt. Hier finden Sie praktische Tipps für die Schaffung einer schlaffreundlichen Umgebung und die Entwicklung von Gewohnheiten, die erholsame Ruhe fördern.

1. Etablieren Sie einen konsistenten Schlafplan

Unser Körper folgt einem natürlichen zirkadianen Rhythmus, einer biologischen Uhr, die sich an den 24-Stunden-Tag-Nacht-Zyklus anpasst. Jeden Tag zur gleichen Zeit ins Bett zu gehen und aufzuwachen – auch am Wochenende – verstärkt diesen Rhythmus und erleichtert das Einschlafen und natürliche Aufwachen.

- **Schlafroutine** : Beginnen Sie jeden Abend zur gleichen Zeit mit entspannenden Aktivitäten wie Lesen oder leichten Dehnübungen, um Ihrem Körper zu signalisieren, dass es Zeit zum Schlafen ist.

2. Schaffen Sie ein entspannendes Schlafenszeitritual

Beruhigende Aktivitäten vor dem Schlafengehen bereiten Ihren Geist und Körper auf die Ruhe vor. Aktivitäten wie Lesen, Meditation, sanftes Yoga oder das Hören von beruhigender Musik können helfen, Körper und Geist zu entspannen.

- **Vermeiden Sie Bildschirmzeit** : Digitale Geräte strahlen blaues Licht aus, das die Produktion von Melatonin stören kann, dem Hormon, das für Schläfrigkeit verantwortlich ist. Erwägen Sie, elektronische Geräte eine Stunde vor dem Schlafengehen auszuschalten oder Blaulichtfilter zu verwenden.

3. Optimieren Sie Ihre Schlafumgebung

Die Schlafumgebung spielt eine große Rolle für die Qualität Ihrer Erholung. So schaffen Sie ein komfortables und beruhigendes Schlafzimmer:

- **Kühl halten** : Eine Raumtemperatur von etwa 15–20 °C ist für die meisten Menschen ideal, da eine kühlere Umgebung einen tieferen Schlaf fördert.

- **Verdunkeln Sie den Raum** : Verwenden Sie Verdunkelungsvorhänge oder eine Schlafmaske, um Licht auszusperren, das die Melatoninproduktion Ihres Körpers beeinträchtigen kann.

- **Lärm minimieren** : Erwägen Sie die Verwendung von Ohrstöpseln oder eines Geräts mit weißem Rauschen, wenn externe Geräusche ein Problem darstellen. Ruhige Umgebungen helfen, nächtliches Aufwachen zu reduzieren.

4. Achten Sie auf Ihre Ernährung und Flüssigkeitszufuhr

Was Sie im Laufe des Tages essen und trinken, wirkt sich auf Ihre Schlafqualität aus, insbesondere in den Stunden vor dem Zubettgehen.

- **Vermeiden Sie Koffein und Nikotin** : Beides sind Stimulanzien, die Sie wach halten können. Die Wirkung von Koffein kann bis zu sechs Stunden anhalten, also vermeiden Sie es am Nachmittag und Abend.

- **Begrenzen Sie Ihren Alkoholkonsum** : Alkohol kann Sie zunächst schläfrig machen, stört jedoch später in der Nacht Ihren Schlafrhythmus und führt zu einer schlechten Schlafqualität.

- **Achten Sie auf spätabendliches Essen** : Eine große Mahlzeit kurz vor dem Schlafengehen kann zu Unwohlsein führen und das Einschlafen erschweren. Wenn Sie einen Snack brauchen, wählen Sie etwas Leichtes, wie eine Banane oder eine Handvoll Nüsse.

5. Bleiben Sie körperlich aktiv, aber wählen Sie den richtigen Zeitpunkt

Regelmäßige körperliche Aktivität hat zahlreiche gesundheitliche Vorteile, darunter eine bessere Schlafqualität. Bewegung hilft, Stress abzubauen, verbessert die Stimmung und fördert einen tieferen Schlaf. Allerdings ist der Zeitpunkt wichtig.

- **Trainieren Sie früher am Tag** : Intensives Training am späten Abend kann den Körper mit Energie versorgen und das Einschlafen erschweren. Um den Schlaf optimal zu fördern, sollten Sie morgens oder am frühen Nachmittag trainieren.

6. Stress bewältigen und geistiges Wohlbefinden steigern

Psychischer und emotionaler Stress kann das Einschlafen und Durchschlafen erschweren. Das Üben von Entspannungstechniken kann Stress reduzieren und einen ruhigen Geisteszustand vor dem Schlafengehen fördern.

- **Üben Sie Achtsamkeit oder Meditation** : Achtsame Atemübungen, Meditation oder progressive Muskelentspannung können Körper und Geist beruhigen und das Einschlafen erleichtern.

- **Erwägen Sie, ein Tagebuch zu führen** : Das Aufschreiben Ihrer Gedanken oder Sorgen vor dem Schlafengehen kann Ihnen helfen, den Kopf freizubekommen und nächtliche Ängste und Stress abzubauen.

7. Begrenzen Sie Nickerchen während des Tages

Nickerchen können zwar erholsam sein, besonders wenn Sie müde sind, aber sie können den Nachtschlaf beeinträchtigen. Wenn Sie ein Nickerchen brauchen, versuchen Sie, es kurz zu halten (20-30 Minuten) und vermeiden Sie Nickerchen am späten Nachmittag.

- **Kurze Nickerchen** : Wenn Sie tagsüber ein Nickerchen machen, beschränken Sie es auf den frühen Nachmittag und streben Sie ein kurzes Powernap an, um Ihren nächtlichen Schlafrhythmus nicht zu stören.

8. Verwenden Sie natürliche Schlafmittel sparsam

Natürliche Schlafmittel wie Kamillentee, Baldrianwurzel und Magnesium können manchen Menschen helfen, vor dem Schlafengehen zu entspannen. Allerdings ist es besser, sie gelegentlich als Ergänzungsmittel zu verwenden und nicht als tägliche Krücken.

- **Kamillentee** : Kamillentee ist für seine leicht beruhigende Wirkung bekannt und kann helfen, den Körper zu entspannen. Versuchen Sie, etwa 30 Minuten vor dem Schlafengehen eine warme Tasse zu trinken.

- **Magnesium** : Dieses Mineral unterstützt Entspannung und Muskelfunktion und wird oft als natürliches Heilmittel gegen Schlaflosigkeit verwendet.

9. Bewerten Sie Ihre Matratze und Ihr Kissen

Guter Schlaf hängt oft von einer bequemen Matratze und stützenden Kissen ab. Wenn Ihre Matratze älter als 8–10 Jahre ist, ist es möglicherweise Zeit für einen Austausch, da Matratzen mit der Zeit an Stützkraft verlieren.

- **Investieren Sie in Komfort** : Wählen Sie eine Matratze und Kissen, die Ihre bevorzugte Schlafposition ausreichend stützen, um Schmerzen vorzubeugen und Ihnen einen erholsamen Schlaf zu ermöglichen.

10. Suchen Sie bei Bedarf professionelle Hilfe

Wenn Sie trotz Anpassung Ihres Lebensstils weiterhin schlecht schlafen, kann es sinnvoll sein, einen Arzt aufzusuchen. Probleme wie Schlafapnoe, Schlaflosigkeit oder andere Schlafstörungen können eine spezielle Behandlung erfordern.

- **Schlafapnoe** : Erkrankungen wie Schlafapnoe, bei denen die Atmung während des Schlafs wiederholt aussetzt, können eine Gefahr für die Herzgesundheit darstellen und erfordern häufig eine CPAP-Therapie oder andere Behandlungen.

- **Chronische Schlaflosigkeit** : Die kognitive Verhaltenstherapie gegen Schlaflosigkeit (CBT-I) ist bei vielen Menschen mit anhaltenden Schlafproblemen wirksam und kann zu einer Verbesserung des Schlafs ohne Medikamente beitragen.

15

TABAKVERZICHT UND REDUZIERUNG DES ALKOHOLKONSUMS

DIE AUSWIRKUNGEN DES RAUCHENS AUF DIE HERZGESUNDHEIT

Rauchen ist weltweit nach wie vor eine der Hauptursachen für Herzkrankheiten, die jedoch vermieden werden können. Die schädlichen Chemikalien im Tabakrauch schädigen das Herz-Kreislauf-System und erhöhen das Risiko für Herzkrankheiten erheblich. Für jeden, der seine Herzgesundheit verbessern oder einen geliebten Menschen dabei unterstützen möchte, mit dem Rauchen aufzuhören, ist es wichtig zu verstehen, wie das Rauchen das Herz und die Blutgefäße schädigt. Dieser Abschnitt befasst sich mit den vielfältigen Auswirkungen des Rauchens auf die Herzgesundheit und beleuchtet die Mechanismen, durch die der Tabakkonsum zu Herz-Kreislauf-Erkrankungen beiträgt.

1. Einführung zum Thema Rauchen und Herzgesundheit

Durch das Rauchen gelangen über 7.000 Chemikalien in den Körper, von denen viele giftig und krebserregend sind. Einige dieser Stoffe greifen speziell das Herz-Kreislauf-System an und führen zu einer Reihe von Herzproblemen. Von akuten Auswirkungen wie erhöhter Herzfrequenz bis hin zu chronischen Erkrankungen wie Arteriosklerose stellt Rauchen eine erhebliche Gefahr für die Herzgesundheit dar.

- **Prävalenz rauchbedingter Herzerkrankungen** : Laut der American Heart Association haben Raucher ein zwei- bis viermal höheres Risiko, eine Herzerkrankung zu entwickeln als Nichtraucher. Dieses erhöhte Risiko besteht sogar bei Personen, die weniger als eine Packung pro Tag rauchen.

2. Schäden an Blutgefäßen und Arterien

Eine der Hauptursachen für die Herzschädigung durch Rauchen ist die Schädigung der Blutgefäße und Arterien, die den Herzmuskel mit Blut versorgen.

- **Entwicklung von Arteriosklerose** : Rauchen beschleunigt die Bildung von Plaque – bestehend aus Fett, Cholesterin und anderen Substanzen – in den Arterien (Arteriosklerose). Diese Plaque verengt die Arterien und schränkt den Blutfluss und die Sauerstoffversorgung des Herzens ein, was zu Brustschmerzen (Angina pectoris) oder Herzinfarkten führen kann.

- **Endothelfunktionsstörung** : Das Endothel ist die innere Auskleidung der Blutgefäße, die den Blutfluss und die Gefäßerweiterung reguliert. Rauchen beeinträchtigt die Endothelfunktion und verringert die Fähigkeit der Arterien, sich effizient auszudehnen und zusammenzuziehen, wodurch der Gefäßwiderstand und der Blutdruck steigen.

3. Erhöhte Herzfrequenz und Blutdruck

Nikotin, ein starkes Stimulans im Tabak, hat unmittelbare und langfristige Auswirkungen auf das Herz-Kreislauf-System.

- **Sofortige Wirkung** : Beim Einatmen stimuliert Nikotin die Freisetzung von Adrenalin, was die Herzfrequenz erhöht und den Blutdruck steigert. Dieser sofortige Anstieg belastet das Herz zusätzlich, was besonders für Personen mit bestehenden Herzerkrankungen problematisch ist.

- **Chronische Hypertonie** : Langfristiges Rauchen führt zu anhaltend hohem Blutdruck (Hypertonie), einem Hauptrisikofaktor für Herzkrankheiten und Schlaganfälle. Chronische Hypertonie zwingt das Herz, härter zu arbeiten, um Blut zu pumpen, was zu Hypertrophie (Verdickung) des Herzmuskels und schließlich zu Herzversagen führt.

4. Oxidativer Stress und Entzündungen

Rauchen verursacht oxidativen Stress und Entzündungen, die beide eine entscheidende Rolle bei der Entstehung von Herzerkrankungen spielen.

- **Oxidativer Schaden** : Die freien Radikale und reaktiven Sauerstoffspezies (ROS) im Tabakrauch verursachen oxidative Schäden an den Zellen, die die Blutgefäße auskleiden. Dieser Schaden trägt zur Bildung von Plaque bei und macht die Arterien anfälliger für Arteriosklerose.

- **Entzündungsreaktion** : Rauchen löst eine chronische Entzündungsreaktion im Körper aus. Entzündungen schädigen die Arterienwände weiter und fördern die Bildung von Plaque, was das Risiko einer koronaren Herzkrankheit erhöht.

5. Auswirkungen auf den Cholesterinspiegel

Rauchen wirkt sich negativ auf den Blutfettwert aus und trägt zu einem ungesunden Cholesterinspiegel bei, der das Risiko für Herzkrankheiten erhöht.

- **Niedrigeres HDL-Cholesterin** : Rauchen senkt den Spiegel des High-Density -Lipoproteins (HDL), das allgemein als „gutes" Cholesterin bekannt ist. HDL hilft, Low-Density-Lipoprotein (LDL)-Cholesterin aus dem Blutkreislauf zu entfernen und verhindert so die Bildung von Plaque.

- **Erhöhtes LDL-Cholesterin** : Gleichzeitig erhöht das Rauchen den LDL-Cholesterinspiegel, das „schlechte" Cholesterin, das zur Plaquebildung in den Arterien beiträgt. Dieses Ungleichgewicht zwischen HDL- und LDL-Cholesterin ist ein erheblicher Risikofaktor für Herzerkrankungen.

6. Reduzierte Sauerstofftransportkapazität

Kohlenmonoxid (CO), ein weiterer schädlicher Bestandteil des Tabakrauchs, beeinträchtigt die Fähigkeit des Blutes, Sauerstoff zu transportieren.

- **Hämoglobinbindung** : CO bindet sich effektiver an Hämoglobin in roten Blutkörperchen als Sauerstoff und bildet Carboxyhämoglobin. Dies verringert die Sauerstofftransportkapazität des Blutes und zwingt das Herz, stärker zu pumpen, um ausreichend Sauerstoff in die Gewebe zu transportieren.

- **Gewebehypoxie** : Der daraus resultierende Sauerstoffmangel (Hypoxie) kann lebenswichtige Organe, einschließlich des Herzens, schädigen und Erkrankungen wie die koronare Herzkrankheit verschlimmern.

7. Erhöhtes Risiko für Herzerkrankungen und Herzinfarkte

Die kumulativen Auswirkungen des Rauchens erhöhen das Risiko für die Entwicklung verschiedener Formen von Herzerkrankungen erheblich.

- **Koronare Herzkrankheit (KHK)** : Rauchen ist eine der Hauptursachen für KHK. Sie entsteht, wenn die Koronararterien durch Plaquebildung verengt oder blockiert werden. KHK kann zu Angina pectoris, Herzinfarkten und Herzversagen führen.

- **Myokardinfarkt (Herzinfarkt)** : Die Kombination aus Arteriosklerose, erhöhtem Blutdruck und verminderter Sauerstoffzufuhr erhöht die Wahrscheinlichkeit eines Herzinfarkts. Raucher haben ein höheres Risiko, schwerere Herzinfarkte mit größeren Komplikationen zu erleiden.

8. Rauchen und Schlaganfallrisiko

Rauchen schadet nicht nur dem Herzen, sondern erhöht auch erheblich das Risiko eines Schlaganfalls, einem lebensbedrohlichen Zustand, der durch eine Unterbrechung der Blutzufuhr zum Gehirn entsteht.

- **Ischämischer Schlaganfall** : Rauchen trägt zur Bildung von Blutgerinnseln und Plaqueablagerungen in den Arterien bei, die das Gehirn versorgen, was zu ischämischen Schlaganfällen führt.

- **Hämorrhagischer Schlaganfall** : Der durch das Rauchen verursachte hohe Blutdruck kann die Blutgefäße schwächen und das Risiko eines hämorrhagischen Schlaganfalls erhöhen, bei dem Blutgefäße platzen und es zu einer Blutung im Gehirn kommt.

9. Passivrauchen und Herzgesundheit

Auch die Belastung durch Passivrauchen birgt ernsthafte Risiken für die Herzgesundheit und betrifft sowohl Erwachsene als auch Kinder.

- **Erhöhtes Risiko für Herzkrankheiten** : Nichtraucher, die Passivrauch ausgesetzt sind, haben ein höheres Risiko, an Herzkrankheiten zu erkranken, als Nichtraucher. Die Giftstoffe im Passivrauch verursachen ähnliche Arterienschäden wie direktes Rauchen.

- **Auswirkungen auf Kinder** : Kinder, die Passivrauchen ausgesetzt sind, haben ein erhöhtes Risiko für angeborene Herzfehler, Bluthochdruck und eine höhere Wahrscheinlichkeit, später im Leben eine Herzerkrankung zu entwickeln.

10. Langfristige Folgen und die Wichtigkeit des Aufhörens

Die langfristigen Folgen des Rauchens für die Herzgesundheit sind schwerwiegend, aber durch die Raucherentwöhnung können diese Risiken erheblich verringert werden.

- **Sofortige Vorteile** : Innerhalb weniger Minuten nach dem Aufhören beginnen Herzfrequenz und Blutdruck zu sinken. Mit der Zeit beginnt der Körper, beschädigte Blutgefäße zu reparieren, und das Risiko einer Herzerkrankung nimmt allmählich ab.

- **Langfristige Vorteile** : Nach einem Jahr Rauchentwöhnung ist das Risiko einer koronaren Herzkrankheit um etwa die Hälfte reduziert. Zehn Jahre nach dem Rauchentwöhnen ist das Risiko, an einer Herzkrankheit zu sterben, ähnlich hoch wie bei einem Nichtraucher.

- **Umkehrbarkeit der Schäden** : Während manche Schäden durch das Rauchen irreversibel sind, wie z. B. Plaquebildung, können viele der negativen Auswirkungen auf Blutdruck, Cholesterinspiegel und Blutgefäßfunktion durch die Raucherentwöhnung verbessert oder normalisiert werden.

MÄSSIGUNG UND HERZFREUNDLICHE AUSWAHL BEIM ALKOHOL

Wenn es um Alkohol geht, ist Mäßigung der Schlüssel für die Herzgesundheit. Während bestimmte Studien gezeigt haben, dass leichter bis mäßiger

Alkoholkonsum kardiovaskuläre Vorteile bieten kann, ist bekannt, dass starker oder übermäßiger Alkoholkonsum das Risiko von Herzerkrankungen erhöht. Die Abwägung der potenziellen Vorteile mit den bekannten Risiken kann Einzelpersonen dabei helfen, herzgesunde Entscheidungen hinsichtlich des Alkoholkonsums zu treffen.

1. Mäßiges Trinken verstehen

Moderater Alkoholkonsum bezieht sich im Allgemeinen auf den Konsum von Alkohol in begrenzten Mengen, um negative Auswirkungen auf die Gesundheit zu vermeiden. Die Richtlinien für moderaten Alkoholkonsum variieren, aber im Allgemeinen gilt:

- **Für Männer** : Nicht mehr als zwei Standardgetränke pro Tag.

- **Für Frauen** : Nicht mehr als ein Standardgetränk pro Tag.

Ein „Standardgetränk" wird normalerweise als 12 Unzen Bier, 5 Unzen Wein oder 1,5 Unzen Spirituosen definiert. Die Einhaltung dieser Richtlinien kann dazu beitragen, die mit Alkohol verbundenen Risiken zu verringern und gleichzeitig möglicherweise einige Vorteile für die Herzgesundheit zu erzielen.

2. Mögliche Vorteile eines moderaten Alkoholkonsums

Studien deuten darauf hin, dass mäßiger Alkoholkonsum eine gewisse schützende Wirkung auf das Herz haben kann, obwohl die Vorteile je nach Person und anderen Lebensstilfaktoren unterschiedlich ausfallen können. Einige mögliche Vorteile von mäßigem Alkoholkonsum sind:

- **Erhöhtes HDL-Cholesterin (gutes Cholesterin)** : Mäßiger Alkoholkonsum, insbesondere Rotwein, kann zu einer Erhöhung des High-

Density-Lipoprotein-Cholesterins (HDL-Cholesterin) beitragen, das bei der Entfernung von Low-Density-Lipoprotein (LDL) oder „schlechtem" Cholesterin aus dem Blutkreislauf eine Rolle spielt.

- **Antioxidative Vorteile** : Insbesondere Rotwein enthält Antioxidantien wie Resveratrol und Flavonoide, die Entzündungen lindern und Gefäßschäden vorbeugen können.

- **Reduzierte Blutgerinnung** : Kleine Mengen Alkohol können die Bildung von Blutgerinnseln verringern und so das Risiko von gerinnungsbedingten Problemen wie Herzinfarkten oder Schlaganfällen senken.

Es ist wichtig zu beachten, dass diese Vorteile nur bei geringem bis mäßigem Konsum beobachtet werden. Starker Alkoholkonsum hingegen überwiegt alle möglichen Vorteile und birgt erhebliche Gesundheitsrisiken.

3. Risiken von übermäßigem Alkoholkonsum

Übermäßiger Alkoholkonsum ist ein bekannter Risikofaktor für zahlreiche Gesundheitsprobleme, insbesondere im Hinblick auf die Herzgesundheit. Zu den mit starkem Alkoholkonsum verbundenen kardiovaskulären Risiken gehören:

- **Hoher Blutdruck** : Alkohol kann den Blutdruck erhöhen, indem er die Ausschüttung von Stresshormonen auslöst, die die Blutgefäße verengen. Dauerhaft hoher Blutdruck belastet das Herz zusätzlich und kann im Laufe der Zeit zu Herzerkrankungen führen.

- **Kardiomyopathie** : Übermäßiger Alkoholkonsum kann den Herzmuskel schwächen. Dieser Zustand wird als Kardiomyopathie bezeichnet und verringert die Fähigkeit des Herzens, Blut wirksam zu pumpen. Dies kann zu Herzversagen führen.

- **Arrhythmien** : Starker Alkoholkonsum erhöht das Risiko von Herzrhythmusstörungen oder Arrhythmien wie Vorhofflimmern. Arrhythmien können zu Komplikationen wie Schlaganfall und Herzversagen führen.

- **Erhöhtes Risiko für Herzkrankheiten und Schlaganfälle** : Langfristiger starker Alkoholkonsum erhöht das Risiko für koronare Herzkrankheiten, Schlaganfälle und Herzinfarkte und macht häufig alle potenziellen Vorteile eines maßvollen Konsums zunichte.

4. Herzfreundliche Alkoholauswahl treffen

Wer gerne trinkt, kann die negativen Auswirkungen des Alkohols auf die Herzgesundheit begrenzen, indem er herzfreundliche Entscheidungen trifft:

- **Trinken Sie Rotwein in Maßen** : Wenn Sie Alkohol trinken, kann Rotwein aufgrund seines Gehalts an Antioxidantien, insbesondere Resveratrol, einige zusätzliche Vorteile für die Herzgesundheit bieten. Diese Vorteile treten jedoch nur bei mäßigem Konsum ein.

- **Abwechselnd mit Wasser** : Wenn Sie Alkohol mit Wasser oder einem alkoholfreien Getränk abwechseln, können Sie die Gesamtaufnahme verringern , einer Dehydrierung vorbeugen und die Belastung von Herz und Leber verringern.

- **Vermeiden Sie Rauschtrinken** : Rauschtrinken (definiert als vier oder mehr Drinks für Frauen und fünf oder mehr für Männer innerhalb von zwei Stunden) belastet das Herz enorm und kann selbst bei ansonsten gesunden Personen zu akuten Herz-Kreislauf-Problemen führen.

5. Alkohol und individuelle Gesundheitsaspekte

Während einige Menschen in Maßen bedenkenlos Alkohol konsumieren können, müssen andere aus Gründen der Herzgesundheit möglicherweise vollständig darauf verzichten:

- **Personen mit hohem Blutdruck** : Selbst mäßiger Alkoholkonsum kann den Blutdruck erhöhen und für Personen mit Bluthochdruck kontraproduktiv sein.

- **Personen, die bestimmte Medikamente einnehmen** : Einige Herzmedikamente, wie z. B. Betablocker, können negative Wechselwirkungen mit Alkohol aufweisen, was ihre Wirksamkeit verringert oder nachteilige Nebenwirkungen verursacht.

- **Personen mit einer Vorgeschichte von Herzerkrankungen** : Personen mit bestehenden Herzerkrankungen sollten ihren Arzt zum sicheren Alkoholkonsum befragen, da selbst ein mäßiger Konsum nicht ratsam sein kann.

6. Alternativen zu Alkohol für die Herzgesundheit

Für diejenigen, die ihre Herzgesundheit ohne Alkohol fördern möchten, gibt es viele andere Möglichkeiten, die ähnliche Vorteile bieten:

- **Traubensaft** : Roter und violetter Traubensaft enthält viele der gleichen Antioxidantien wie Rotwein, z. B. Resveratrol, jedoch ohne die mit Alkohol verbundenen Risiken.

- **Grüner Tee** : Grüner Tee ist reich an Antioxidantien und kann die Herzgesundheit unterstützen, indem er Entzündungen reduziert und den Cholesterinspiegel verbessert.

- **Granatapfelsaft** : Granatapfelsaft enthält viel Polyphenole und Antioxidantien, die den Blutdruck senken und vor Arteriosklerose schützen.

7. Fazit: Risiken und Nutzen abwägen

Während mäßiger Alkoholkonsum eine gewisse schützende Wirkung auf die Herzgesundheit haben kann, sind die Risiken eines übermäßigen Konsums erheblich. Wer derzeit nicht trinkt, sollte nicht nur aus Gründen der Herzgesundheit mit dem Trinken beginnen, da andere Änderungen des Lebensstils (wie Ernährung, Bewegung und Stressbewältigung) weitaus wirksamer und sicherer sind. Für Personen, die bereits Alkohol konsumieren, kann es hilfreich sein, sich an die Richtlinien zur Mäßigung zu halten und herzfreundliche Optionen wie Rotwein in begrenzten Mengen zu wählen, um die Risiken mit den potenziellen Vorteilen abzuwägen.

16

VERFOLGEN SIE DEN FORTSCHRITT IHRER HERZGESUNDHEIT

WICHTIGE ZU ÜBERWACHENDE MESSWERTE: BLUTDRUCK, CHOLESTERIN, GEWICHT

Die Verfolgung bestimmter Gesundheitswerte ist entscheidend, um den Fortschritt der Herzgesundheit zu überwachen und sicherzustellen, dass Lebensstiländerungen wirksam sind. Die regelmäßige Bewertung dieser Schlüsselindikatoren – Blutdruck, Cholesterinspiegel und Gewicht – liefert wertvolle Einblicke in die Herz-Kreislauf-Gesundheit und zeigt Bereiche auf, die weiterer Aufmerksamkeit oder Anpassung bedürfen.

1. Blutdruck: Der stille Indikator

Der Blutdruck ist ein wichtiger Indikator für die Gesundheit des Herzens und dient als primärer Indikator für kardiovaskuläre Risiken. Hoher Blutdruck oder Hypertonie entwickelt sich oft ohne erkennbare Symptome, erhöht jedoch das Risiko von Herzerkrankungen, Schlaganfällen und anderen Komplikationen erheblich.

- **Was zu überwachen ist** :
  - **Systolischer Druck** (der obere Wert): Misst den Druck, den das Blut während des Herzschlags gegen die Arterienwände ausübt.

o **Diastolischer Druck** (der untere Wert): Misst den Druck, wenn das Herz zwischen den Schlägen ruht.

- **Gesunder Bereich** :

  o Der normale Blutdruck liegt normalerweise unter **120/80 mmHg** .

  o Erhöhte Werte wie **130/80 mmHg oder mehr** können eine Anpassung des Lebensstils oder einen medizinischen Eingriff erforderlich machen.

- **So verfolgen Sie** :

  o Verwenden Sie ein zuverlässiges Blutdruckmessgerät für zu Hause.

  o Messen Sie jeden Tag zur gleichen Zeit, idealerweise morgens vor dem Essen oder Trinken.

  o Führen Sie ein Protokoll, das Sie bei Kontrolluntersuchungen Ihrem Arzt vorlegen können.

2. Cholesterinspiegel: Die Zahlen verstehen

Cholesterin ist eine Art Fett, das im Blut vorkommt und für den Zellaufbau und die Hormonproduktion unerlässlich ist. Ein Ungleichgewicht des Cholesterinspiegels – insbesondere ein hoher Spiegel des Low-Density-Lipoproteins (LDL)-Cholesterins – kann jedoch zur Bildung von Plaque in den Arterien führen und das Risiko einer Herzerkrankung erhöhen.

- **Wichtige Cholesterinwerte** :

  o **LDL (schlechtes Cholesterin)** : Hohe Werte tragen zur Plaquebildung in den Arterien bei.

- **HDL (gutes Cholesterin)** : Hilft, LDL-Cholesterin aus dem Blutkreislauf zu entfernen.

  - **Triglyceride** : Hohe Werte können in Kombination mit niedrigem HDL oder hohem LDL das kardiovaskuläre Risiko erhöhen.

- **Gesunde Bereiche** :

  - **Gesamtcholesterin** : Weniger als **200 mg/dL** .

  - **LDL** : Weniger als **100 mg/dL** (optimal).

  - **HDL** : **60 mg/dl** oder höher (ideal).

  - **Triglyceride** : Weniger als **150 mg/dL** .

- **So überwachen Sie** :

  - Planen Sie bei Ihrem Arzt regelmäßige Blutuntersuchungen (Lipidprofile) ein.

  - Passen Sie Ernährung, Bewegung und Lebensgewohnheiten auf Grundlage der Testergebnisse an.

3. Gewicht: Eine gesunde Körpermasse aufrechterhalten

Ein gesundes Gewicht zu halten ist ein wichtiger Bestandteil der Herzgesundheit, da Fettleibigkeit ein erheblicher Risikofaktor für Bluthochdruck, hohen Cholesterinspiegel, Diabetes und andere Herz-Kreislauf-Erkrankungen ist. Gewichtskontrolle reduziert nicht nur die Belastung des Herzens, sondern verbessert auch das allgemeine Wohlbefinden.

- **Schlüsselkennzahlen** :

o **Körpergewicht** : Überwachen Sie es regelmäßig mit einer digitalen Waage.

o **Body-Mass-Index (BMI)** : Ein allgemeiner Indikator für den Gewichtszustand basierend auf Größe und Gewicht.

- **Gesunder BMI-Bereich** : 18,5–24,9.

o **Taillenumfang** : Bauchfett ist ein starker Indikator für das Risiko einer Herzerkrankung.

- Idealer Taillenumfang:

- Weniger als **40 Zoll** für Männer.

- Weniger als **35 Zoll** für Frauen.

- **So verfolgen Sie** :

o Wiegen Sie sich wöchentlich oder zweiwöchentlich zur gleichen Tageszeit.

o Verwenden Sie einen BMI-Rechner, um Ihre Gewichtskategorie zu ermitteln.

o Messen Sie den Taillenumfang mit einem Maßband auf Höhe Ihres Bauchnabels.

4. Weitere zu berücksichtigende Kennzahlen

Neben Blutdruck, Cholesterin und Gewicht können auch andere Messwerte einen umfassenden Überblick über die Herzgesundheit geben:

- **Blutzuckerspiegel** : Ein hoher Blutzuckerspiegel kann mit der Zeit die Blutgefäße schädigen und das Risiko einer Herzerkrankung erhöhen, insbesondere bei Personen mit Diabetes.

- **Herzfrequenz** : Eine normale Ruheherzfrequenz (60–100 Schläge pro Minute) weist auf eine effiziente Herzfunktion hin. Ungewöhnlich hohe oder niedrige Frequenzen können auf ein zugrunde liegendes Problem hinweisen.

5. Tools und Apps zum Tracking

Dank der Technologie ist es einfacher denn je, wichtige Gesundheitswerte zu überwachen. Erwägen Sie den Einsatz von Tools und Apps, um konsistent und organisiert zu bleiben:

- **Tragbare Geräte** : Smartwatches und Fitness-Tracker überwachen häufig Herzfrequenz, Aktivitätsniveau und manchmal sogar den Blutdruck.

- **Gesundheits-Apps** : Viele Apps ermöglichen Ihnen, tägliche Messwerte wie Gewicht, Blutdruck und Nahrungsaufnahme zu protokollieren.

- **Testkits für zu Hause** : Zusätzlich zu Blutdruckmessgeräten bieten einige Kits auch die Möglichkeit zur Bestimmung des Lipidprofils für eine bequeme Überwachung zu Hause.

6. Maßnahmen auf Basis von Kennzahlen ergreifen

Das Verfolgen von Kennzahlen ist nur der erste Schritt. Das Interpretieren der Daten und das Handeln auf ihrer Grundlage ist ebenso wichtig:

- **Hoher Blutdruck** : Treiben Sie mehr Sport, reduzieren Sie Ihre Natriumaufnahme und bewältigen Sie Stress.

- **Hoher LDL-Cholesterinspiegel** : Konzentrieren Sie sich auf eine Ernährung, die reich an Obst, Gemüse und Omega-3-Fettsäuren ist.

- **Gewichtskontrolle** : Kombinieren Sie regelmäßige Bewegung mit bewusstem Essen und Portionskontrolle.

Durch regelmäßige Überwachung ist ein frühzeitiges Eingreifen möglich, sodass Sie Ihren Lebensstil anpassen oder medizinische Hilfe in Anspruch nehmen können, bevor die Probleme eskalieren.

DIE BEDEUTUNG REGELMÄSSIGER KONTROLLUNTERSUCHUNGEN UND ARZTBESUCHE

Regelmäßige medizinische Untersuchungen und Arztbesuche sind wichtige Bestandteile der Erhaltung und Verbesserung der Herzgesundheit. Diese Termine bieten die Möglichkeit, Risikofaktoren zu identifizieren, bestehende Erkrankungen zu überwachen und Behandlungspläne bei Bedarf anzupassen. Für Personen, die daran arbeiten, Herzkrankheiten umzukehren oder ihre kardiovaskuläre Gesundheit zu erhalten, kann eine proaktive Gesundheitsfürsorge die Ergebnisse erheblich verbessern.

1. Früherkennung von Herzgesundheitsproblemen

Regelmäßige Besuche beim Arzt ermöglichen die frühzeitige Erkennung potenzieller Probleme, bevor sie schwerwiegend oder lebensbedrohlich werden. Viele Herzerkrankungen wie Bluthochdruck und hoher Cholesterinspiegel entwickeln sich oft unbemerkt und ohne erkennbare Symptome. Routineuntersuchungen bei Kontrolluntersuchungen können Folgendes aufdecken:

- **Erhöhter Blutdruck** : Ein Hauptrisikofaktor für Herzerkrankungen.

- **Hoher Cholesterinspiegel** : Hauptursache für die Bildung von Plaque in den Arterien.

- **Abnormer Herzrhythmus** : Erkennbar durch Elektrokardiogramm (EKG) oder körperliche Untersuchungen.

- **Frühe Anzeichen einer Herzinsuffizienz** : Wie Schwellungen, Müdigkeit oder Kurzatmigkeit.

Durch frühzeitiges Eingreifen lässt sich das Risiko von Herzinfarkten, Schlaganfällen und anderen kardiovaskulären Komplikationen verringern.

2. Maßgeschneiderte medizinische Beratung und Behandlungspläne

Gesundheitsdienstleister bieten eine individuelle Beratung auf der Grundlage individueller Risikofaktoren, der Familiengeschichte und des Lebensstils. Regelmäßige Konsultationen ermöglichen Ärzten:

- **Fortschritt überwachen** : Bewerten Sie die Wirksamkeit von Änderungen des Lebensstils, Medikamenten oder Behandlungen.

- **Medikamente anpassen** : Ändern Sie die Dosierung oder wechseln Sie bei Bedarf zu wirksameren Medikamenten.

- **Bieten Sie vorbeugende Pflege an** : Empfehlen Sie Impfstoffe, Nahrungsergänzungsmittel oder Vorsorgeuntersuchungen, die auf Ihr Gesundheitsprofil zugeschnitten sind.

Diese Besuche bieten auch eine Plattform, um etwaige Bedenken oder neue Symptome zu besprechen und sicherzustellen, dass Sie über Ihre Gesundheit informiert bleiben und sich darüber im Klaren sind.

3. Festlegung einer Baseline und Überwachung von Trends

Regelmäßige Kontrolluntersuchungen helfen dabei, Basiswerte für wichtige Herzgesundheitsparameter wie Blutdruck, Cholesterin und Gewicht festzulegen. Im Laufe der Zeit können Ärzte bei diesen Besuchen Trends oder Veränderungen erkennen, die Aufschluss darüber geben können, ob aktuelle Maßnahmen wirken oder angepasst werden müssen. Die Beobachtung von Trends über Monate oder Jahre hinweg bietet wertvolle Einblicke in die langfristige Herzgesundheit.

4. Aufbau einer kooperativen Partnerschaft im Gesundheitswesen

Arztbesuche fördern eine partnerschaftliche Beziehung zwischen Ihnen und Ihrem Gesundheitsdienstleister. Diese Partnerschaft ist besonders wichtig bei der Behandlung chronischer Erkrankungen wie Herzkrankheiten. Regelmäßige Kommunikation stellt sicher, dass:

- **Sie bleiben verantwortlich** : Regelmäßige Termine dienen als Kontrollpunkte zur Einhaltung Ihrer Gesundheitsziele.

- **Ihre Pflege ist ganzheitlich** : Ärzte können mit Ernährungsberatern, Physiotherapeuten oder Beratern zusammenarbeiten, um alle Aspekte Ihrer Gesundheit zu berücksichtigen.

- **Sie erhalten emotionale Unterstützung** : Die Behandlung einer Herzerkrankung kann belastend sein und Ärzte können Ihnen Zuversicht und praktische Lösungen bieten.

5. Wichtige Untersuchungen bei Kontrolluntersuchungen

Herzgesundheitsuntersuchungen umfassen oft wichtige Tests und Untersuchungen:

- **Blutdruckmessung** : Um Bluthochdruck zu erkennen oder den Fortschritt bei seiner Kontrolle zu überwachen.

- **Cholesterin- und Lipidprofile** : Bluttests zur Bestimmung der LDL-, HDL- und Triglyceridwerte.

- **Elektrokardiogramm (EKG)** : Zur Überprüfung auf unregelmäßigen Herzrhythmus oder andere Anomalien.

- **Belastungstests** : Um zu beurteilen, wie gut Ihr Herz bei körperlicher Anstrengung funktioniert.

- **Gewichts- und BMI-Beurteilung** : Zur Überwachung des Fortschritts bei der Gewichtskontrolle.

- **Blutzuckerspiegel** : Besonders wichtig für Personen mit Diabetesrisiko oder Personen, die an Diabetes erkrankt sind.

Diese Untersuchungen bieten einen umfassenden Überblick über Ihre Herzgesundheit.

6. Häufigkeit der Kontrolluntersuchungen

Die Häufigkeit der Arztbesuche hängt von Ihrem Alter, Ihrer Krankengeschichte und Ihrem allgemeinen Gesundheitszustand ab. Allgemeine Empfehlungen sind:

- **Jährliche Kontrolluntersuchungen** : Für gesunde Erwachsene ohne nennenswerte Risikofaktoren für Herzerkrankungen.

- **Häufigere Besuche** : Für Personen mit einer Vorgeschichte von Herzerkrankungen , Bluthochdruck, hohem Cholesterinspiegel oder Diabetes.

- **Bei Bedarf** : Wenn neue Symptome wie Brustschmerzen, Kurzatmigkeit oder ungewöhnliche Müdigkeit auftreten.

Ihr Arzt empfiehlt Ihnen möglicherweise einen individuellen Zeitplan, der auf Ihre speziellen Gesundheitsbedürfnisse zugeschnitten ist.

7. Die Rolle von Spezialisten

Für eine gezieltere Behandlung müssen Sie neben Allgemeinärzten unter Umständen auch Spezialisten aufsuchen:

- **Kardiologen** : Zur eingehenden Untersuchung und Behandlung von Herzerkrankungen.

- **Diätassistenten oder Ernährungsberater** : Für die Erstellung und Einhaltung eines herzgesunden Ernährungsplans.

- **Endokrinologen** : Zur Behandlung von Erkrankungen wie Diabetes, die die Herzgesundheit beeinträchtigen.

Diese Experten arbeiten zusammen, um eine umfassende Betreuung zu gewährleisten, die auf Ihre Herzgesundheitsziele zugeschnitten ist.

8. Über die körperliche Gesundheit hinaus: Emotionales und geistiges Wohlbefinden

Kontrolluntersuchungen bieten auch die Möglichkeit, sich mit der psychischen Gesundheit zu befassen, die eng mit der Herzgesundheit verknüpft ist. Stress, Angstzustände und Depressionen können Herzerkrankungen verschlimmern, daher ist es wichtig, mit Ihrem Arzt über Ihr emotionales Wohlbefinden zu sprechen.

Ärzte können empfehlen:

- Techniken zum Stressmanagement.

- Überweisungen an Therapeuten oder Selbsthilfegruppen.

- Medikamente oder Therapien zur Behandlung psychischer Probleme.

9. Tipps, um Arztbesuche optimal zu nutzen

Um eine effektive Kommunikation und Betreuung während der Kontrolluntersuchungen zu gewährleisten, beachten Sie Folgendes:

- **Bereiten Sie Fragen vor** : Schreiben Sie vor Ihrem Termin Bedenken oder Fragen auf.

- **Bringen Sie Aufzeichnungen mit** : Teilen Sie Ihrem Arzt alle Gesundheitsdaten, wie z. B. Blutdruckprotokolle oder Ernährungsumstellungen, mit.

- **Nachsorge** : Befolgen Sie die Empfehlungen und planen Sie die empfohlenen Nachsorgetermine ein.

Eine aktive Teilnahme an Ihrer Gesundheitsfürsorge sorgt für bessere Ergebnisse

TEIL 6: LANGFRISTIGE STRATEGIE FÜR DIE HERZGESUNDHEIT

17

FESTLEGEN UND ERREICHEN VON ZIELEN FÜR DIE HERZGESUNDHEIT

FESTLEGUNG MESSBARER, REALISTISCHER GESUNDHEITSZIELE

Das Setzen erreichbarer und klar definierter Gesundheitsziele ist ein Eckpfeiler der Verbesserung und Erhaltung der Herzgesundheit. Ziele geben Orientierung, fördern die Motivation und helfen Ihnen, Fortschritte effektiv zu verfolgen. Wenn es darum geht, Herzkrankheiten umzukehren oder vorzubeugen, stellt das Setzen messbarer und realistischer Ziele einen langfristigen Erfolg sicher.

1. Warum das Setzen von Zielen für die Herzgesundheit wichtig ist

Die Verbesserung der Herzgesundheit erfordert aufgrund der Vielschichtigkeit des kardiovaskulären Wohlbefindens einen strukturierten Ansatz. Das Setzen spezifischer Ziele hilft Ihnen dabei:

- **Konzentriert bleiben** : Ein klarer Fahrplan reduziert Ablenkungen und sorgt für eine gezielte Ausrichtung der Bemühungen.

- **Fortschritt verfolgen** : Messbare Ziele ermöglichen es Ihnen, Erfolge zu überwachen und bei Bedarf Anpassungen vorzunehmen.

- **Bauen Sie Vertrauen auf** : Das Erreichen kleinerer Meilensteine vermittelt ein Erfolgserlebnis und motiviert Sie, sich höhere Ziele zu setzen.

Anstatt beispielsweise zu sagen: „Ich möchte mich gesünder ernähren", wäre ein wirksameres Ziel: „Ich werde im nächsten Monat täglich fünf Portionen Gemüse essen."

2. Das SMART-Framework für Herzgesundheitsziele

Das SMART-Modell ist eine bewährte Methode zum Setzen realistischer und erreichbarer Ziele. So lässt es sich auf die Herzgesundheit anwenden:

- **Spezifisch** : Definieren Sie Ihr Ziel klar. Beispiel: „Gehen Sie fünfmal pro Woche 30 Minuten am Tag spazieren."

- **Messbar** : Fügen Sie quantifizierbare Ergebnisse hinzu. Beispiel: „LDL-Cholesterin innerhalb von sechs Monaten um 20 % senken."

- **Erreichbar** : Setzen Sie sich Ziele, die Ihren Möglichkeiten entsprechen. Beispiel: „Ersetzen Sie zuckerhaltige Getränke durch Wasser oder Kräutertee."

- **Relevant** : Stellen Sie sicher, dass das Ziel mit Ihren allgemeinen Gesundheitszielen übereinstimmt. Beispiel: „Erhöhen Sie die tägliche Ballaststoffaufnahme, um die Herzgesundheit zu verbessern."

- **Zeitgebunden** : Setzen Sie eine Frist für das Erreichen des Ziels. Beispiel: „In drei Monaten 5 % Ihres Körpergewichts verlieren."

3. Identifizierung von Verbesserungsbereichen

Um effektive Ziele festzulegen, identifizieren Sie Bereiche Ihres Lebensstils, die geändert werden müssen. Häufige Schwerpunktbereiche sind:

- **Ernährung** : Natrium reduzieren, Transfette vermeiden oder mehr Omega-3-Fettsäuren zu sich nehmen.

- **Bewegung** : Regelmäßiges Hinzufügen von Aerobic- und Krafttrainingsaktivitäten.

- **Stressbewältigung** : Achtsamkeit üben oder arbeitsbedingten Stress abbauen.

- **Schlaf** : Verbesserung der Schlafqualität zur Unterstützung der kardiovaskulären Erholung.

4. Beispiele für herzgesunde Ziele

Hier einige praktische Beispiele, die auf die Herzgesundheit zugeschnitten sind:

- **Ernährungsziele** :

  - „Verzehren Sie täglich mindestens drei Portionen Vollkorn."

  - „Begrenzen Sie die Natriumaufnahme auf weniger als 2.300 Milligramm pro Tag."

- **Übungsziele** :

  - „Gehen Sie mit einem Fitness-Tracker 10.000 Schritte pro Tag."

  - „Besuchen Sie zweimal pro Woche einen Yoga-Kurs, um Stress abzubauen."

- **Medizinische Ziele** :

  - „Gehen Sie alle sechs Monate zu einem Cholesterin-Check zum Arzt."

o „Überwachen Sie täglich Ihren Blutdruck und dokumentieren Sie die Ergebnisse."

- **Lebensstilziele** :

  o „Hören Sie innerhalb von sechs Monaten vollständig mit dem Rauchen auf, indem Sie täglich eine Zigarette weniger rauchen."

5. Ziele in überschaubare Schritte aufteilen

Große Ziele können überwältigend sein. Daher sorgt das Aufteilen in kleinere Schritte für stetigen Fortschritt. Zum Beispiel:

- **Ziel** : In drei Monaten 10 Pfund abnehmen.

  o Schritt 1: Reduzieren Sie den Verzehr zuckerhaltiger Snacks.

  o Schritt 2: Gehen Sie täglich 20 Minuten spazieren.

  o Schritt 3: Erhöhen Sie schrittweise die tägliche Gemüseaufnahme.

Jeder kleine Schritt verleiht dem größeren Ziel Schwung.

6. Ziele verfolgen und anpassen

Überprüfen Sie regelmäßig Ihre Fortschritte, um sicherzustellen, dass Sie auf dem richtigen Weg sind. Tools wie Gesundheits-Apps, Tagebücher oder Fitness-Tracker können dabei helfen, Erfolge zu überwachen. Wenn Hindernisse auftauchen, passen Sie Ihre Ziele an, ohne sie aufzugeben. Wenn Ihnen beispielsweise 10.000 Schritte pro Tag zunächst unerreichbar erscheinen, beginnen Sie mit 5.000 und steigern Sie diese schrittweise.

7. Professionelle Beratung suchen

Die Beratung durch medizinisches Fachpersonal kann Ihnen dabei helfen, realistische und wirksame Ziele zu setzen. Ärzte, Ernährungsberater oder Personal Trainer können Ihnen Erkenntnisse liefern, die auf Ihre individuellen Bedürfnisse und Ihren Gesundheitszustand zugeschnitten sind. Wenn Sie beispielsweise unter Bluthochdruck leiden, kann Ihnen ein Ernährungsberater spezifische Strategien zur Natriumreduzierung vorschlagen.

8. Meilensteine feiern

Um motiviert zu bleiben, ist es wichtig, Fortschritte anzuerkennen und zu belohnen. Feiern Sie kleine Erfolge, wie zum Beispiel eine Woche konsequentes Training oder die Verbesserung Ihres Cholesterinspiegels. Wählen Sie Belohnungen, die Ihren Zielen entsprechen, wie den Kauf eines Fitnesszubehörs oder einen entspannenden Spa-Tag.

BLEIBEN SIE AUF IHREM WEG ZU EINEM GESUNDEN HERZEN MOTIVIERT

Sich auf den Weg zu einer besseren Herzgesundheit zu machen, kann eine Herausforderung sein, aber motiviert zu bleiben ist der Schlüssel zu langfristigen Fortschritten. Motivation hilft Ihnen, bei Ihren Lebensstiländerungen konsequent zu bleiben, Hindernisse zu überwinden und eine positive Einstellung zu bewahren, selbst wenn Sie nur langsam vorankommen. Hier erfahren Sie, wie Sie Ihre Motivation während Ihres gesamten Weges zu einer besseren Herzgesundheit kultivieren und aufrechterhalten können.

1. Definieren Sie Ihr „Warum"

Das Verständnis der tieferen Gründe für Ihre Herzgesundheit kann ein starker Motivator sein. Denken Sie über Fragen nach wie:

- Warum ist Ihnen die Verbesserung Ihrer Herzgesundheit wichtig?

- Welchen Nutzen erhoffen Sie sich dadurch?

- Für wen tun Sie das – für sich selbst, Ihre Familie oder Ihre Zukunft?

Beispielsweise sind der Wunsch, länger zu leben, um die Enkel aufwachsen zu sehen, oder die Energie zum Reisen, zwingende persönliche Gründe.

2. Setzen Sie kurzfristige Meilensteine

Wenn Sie größere Ziele in kleinere, erreichbare Meilensteine unterteilen, wirkt der Weg dorthin weniger entmutigend und lohnender. Zum Beispiel:

- **Langfristiges Ziel** : Cholesterinspiegel in sechs Monaten um 25 % senken.

- **Kurzfristige Meilensteine** :

    - Woche 1: Ersetzen Sie zuckerhaltige Snacks durch Obst.

    - Woche 2: Gehen Sie täglich 20 Minuten spazieren.

    - Monat 1: Vereinbaren Sie einen Termin beim Arzt, um Ihren Fortschritt zu beurteilen.

Jeder kleine Erfolg stärkt das Vertrauen und bestärkt Ihr Engagement.

3. Feiern Sie Fortschritte

Das Anerkennen und Feiern von Erfolgen, egal wie klein, steigert die Moral und verstärkt positives Verhalten. Zum Beispiel:

- Belohnen Sie sich mit Leckereien, die keine Lebensmittel sind, beispielsweise einem neuen Fitnessgerät, einer entspannenden Massage oder einem Tag mit Freunden, wenn Sie einen Meilenstein erreichen.

- Teilen Sie Ihre Fortschritte mit unterstützenden Freunden oder Familienmitgliedern, die mit Ihnen feiern können.

4. Finden Sie ein Supportsystem

Es macht einen großen Unterschied, wenn Sie sich mit Menschen umgeben, die Sie auf Ihrem Weg ermutigen und unterstützen. Bedenken Sie:

- **Familie und Freunde** : Beziehen Sie sie in Aktivitäten wie die Essenszubereitung oder gemeinsame Sportarten ein.

- **Selbsthilfegruppen** : Schließen Sie sich Gruppen von Personen an, die vor ähnlichen Herausforderungen stehen, um sich gegenseitig zu ermutigen.

- **Professionelle Beratung** : Arbeiten Sie mit Ernährungsberatern, Fitnesstrainern oder Therapeuten zusammen, die Ihnen Fachwissen und Verantwortung bieten können.

5. Erstellen Sie eine Routine

Beständigkeit ist der Schlüssel, um motiviert zu bleiben. Die Etablierung einer täglichen oder wöchentlichen Routine sorgt dafür, dass gesunde Gewohnheiten zu einem natürlichen Teil Ihres Lebensstils werden. Zum Beispiel:

- Legen Sie feste Zeiten für sportliche Betätigung fest, zum Beispiel für morgendliche Spaziergänge oder abendliche Yoga-Sitzungen.

- Planen Sie Mahlzeiten und Snacks im Voraus, um ungesunde Entscheidungen zu vermeiden.

Routinen verringern die Entscheidungsmüdigkeit und machen es einfacher, an Ihren Zielen festzuhalten.

6. Bleiben Sie inspiriert

Finden Sie Möglichkeiten, um Ihren Weg zur Gesundheit Ihres Herzens spannend und inspirierend zu gestalten:

- **Verfolgen Sie Ihren Fortschritt** : Verwenden Sie ein Tagebuch, eine App oder ein Diagramm, um Ihre Aktivitäten, Ihr Gewicht, Ihren Blutdruck oder Ihren Cholesterinspiegel zu protokollieren. Greifbare Ergebnisse zu sehen, kann sehr motivierend sein.

- **Erfahren Sie mehr** : Lesen Sie Bücher, sehen Sie sich Dokumentationen an oder hören Sie Podcasts zum Thema Herzgesundheit, um auf dem Laufenden und inspiriert zu bleiben.

- **Erfolg visualisieren** : Stellen Sie sich vor, wie Sie sich fühlen und aussehen werden, wenn Sie Ihre Ziele erreichen. Die Visualisierung einer gesünderen, aktiveren Version Ihrer selbst kann die Motivation neu entfachen.

7. Plateaus und Herausforderungen überwinden

Es ist normal, dass man auf Plateaus oder Rückschläge stößt, aber motiviert zu bleiben erfordert Durchhaltevermögen. Wenn der Fortschritt ins Stocken gerät:

- **Ziele neu bewerten** : Passen Sie Ihre Ziele oder Methoden an, wenn sie unrealistisch erscheinen oder einer Feinabstimmung bedürfen.

- **Suchen Sie Unterstützung** : Wenden Sie sich an einen Arzt oder Mentor, um Rat und Ermutigung zu erhalten.

- **Konzentrieren Sie sich auf Erfolge, die sich nicht auf die Waage stellen** : Verbesserungen wie besserer Schlaf, mehr Energie oder weniger Stress sind ebenfalls wichtige Indikatoren für den Fortschritt.

8. Vergleiche vermeiden

Sich mit anderen zu vergleichen, kann zu Frustration oder Entmutigung führen. Denken Sie daran, jeder Weg ist einzigartig. Konzentrieren Sie sich auf Ihren eigenen Fortschritt und feiern Sie Ihre individuellen Erfolge, egal wie klein sie auch sein mögen.

9. Machen Sie es angenehm

Integrieren Sie Aktivitäten und Gewohnheiten, die Ihnen wirklich Spaß machen, um engagiert zu bleiben. Zum Beispiel:

- Wählen Sie Übungen, die Ihnen Spaß machen, wie Tanzen, Schwimmen oder Wandern.

- Experimentieren Sie mit herzgesunden Rezepten, damit Ihre Mahlzeiten spannend und schmackhaft bleiben.

10. Behalten Sie das Gesamtbild im Auge

Wenn die Motivation nachlässt, erinnern Sie sich an die langfristigen Vorteile:

- Verbesserte Lebensqualität.

- Geringeres Risiko für Herzinfarkte, Schlaganfälle und andere Komplikationen.

- Größeres körperliches und geistiges Wohlbefinden.

Die Betrachtung des „großen Ganzen" hilft Ihnen, vorübergehende Herausforderungen zu meistern.

18

EINEN HERZGESUNDEN LEBENSSTIL PFLEGEN

TIPPS, UM KONSEQUENT ZU BLEIBEN

Einen herzgesunden Lebensstil zu pflegen, ist keine einmalige Anstrengung, sondern eine lebenslange Verpflichtung. Beständigkeit ist der Schlüssel, um langfristige Vorteile zu erzielen, Herzkrankheiten vorzubeugen und das allgemeine Wohlbefinden zu verbessern. Auch wenn es manchmal schwierig erscheinen mag, können Ihnen praktische Tipps und der Aufbau nachhaltiger Gewohnheiten dabei helfen, auf dem richtigen Weg zu bleiben.

1. Integrieren Sie herzgesunde Gewohnheiten in Ihren Alltag

Wenn Sie herzgesunde Praktiken in Ihren Alltag integrieren, fühlen sie sich weniger wie eine lästige Pflicht und mehr wie ein natürlicher Teil des Lebens an. Zum Beispiel:

- **Legen Sie regelmäßige Essenszeiten fest** : Planen Sie herzgesunde Mahlzeiten zu festen Zeiten für jeden Tag.

- **Integrieren Sie Bewegung** : Planen Sie Bewegung in Ihren Tag ein, zum Beispiel Spaziergänge in der Mittagspause oder nehmen Sie die Treppe statt des Aufzugs.

- **Halten Sie Schlafpläne ein** : Für eine optimale Herzgesundheit sollten Sie jede Nacht 7–9 Stunden schlafen.

2. Planen Sie im Voraus

Vorbereitung ist entscheidend für Beständigkeit. Proaktives Handeln hilft, Entscheidungen in letzter Minute zu vermeiden, die Ihre Bemühungen zunichte machen könnten.

- **Essenszubereitung** : Bereiten Sie nahrhafte Mahlzeiten und Snacks im Voraus zu, um ungesunde Entscheidungen zu vermeiden, wenn Sie beschäftigt sind.

- **Trainingsplanung** : Planen Sie Trainingseinheiten für die kommende Woche und behandeln Sie sie wie wichtige Termine.

- **Notfalloptionen** : Halten Sie für die Tage, an denen Kochen nicht möglich ist, gesunde Tiefkühlgerichte oder Snacks bereit.

3. Behalten Sie Ihren Fortschritt im Auge

Die Überwachung Ihrer Aktionen und Ergebnisse hilft dabei, Konzentration und Motivation aufrechtzuerhalten:

- **Verwenden Sie ein Tagebuch oder eine App** : Protokollieren Sie Ihre Mahlzeiten, Trainingseinheiten und Messwerte wie Gewicht oder Blutdruck.

- **Feiern Sie Meilensteine** : Erkennen Sie kleine Erfolge an, wie zum Beispiel einen Monat regelmäßigen Trainings oder die Senkung Ihres Cholesterinspiegels.

4. Treffen Sie einfache und zugängliche Entscheidungen für ein gesundes Herz

Vereinfachen Sie Ihren Lebensstil, damit herzgesunde Entscheidungen die bequemsten Optionen sind:

- **Befüllen Sie Ihre Küche mit Bedacht** : Halten Sie frisches Obst, Gemüse, Vollkornprodukte und gesunde Proteine griffbereit.

- **Halten Sie Wasser griffbereit** : Sorgen Sie für ausreichend Flüssigkeitszufuhr, indem Sie immer eine Wasserflasche bei sich tragen.

- **Richten Sie ein Fitnessstudio zu Hause ein** : Grundlegende Ausrüstung wie Widerstandsbänder oder eine Yogamatte können das Training zu Hause fördern.

5. Konzentrieren Sie sich auf angenehme Aktivitäten

Wenn Sie Freude an den Aktivitäten haben, die zu Ihrer Herzgesundheit beitragen, fällt es Ihnen leichter, konsequent zu bleiben:

- **Wählen Sie Übungen, die Ihnen Spaß machen** : Ob Tanzen, Wandern oder Radfahren – finden Sie körperliche Aktivitäten, die Ihnen Spaß machen.

- **Experimentieren Sie mit Rezepten** : Entdecken Sie neue herzgesunde Mahlzeiten und Gewürze, um Ihre Ernährung spannend zu gestalten.

- **Engagieren Sie sich in der Community** : Nehmen Sie an Wandergruppen oder Fitnesskursen teil, um soziale Kontakte zu knüpfen und sich zu motivieren.

6. Bleiben Sie verantwortlich

Durch Rechenschaftspflicht verleihen Sie Ihren Bemühungen eine zusätzliche Motivationsebene:

- **Beziehen Sie einen Partner ein** : Teilen Sie Ihre Ziele mit einem Freund oder Familienmitglied, der Sie unterstützen und auf Ihrem Weg begleiten kann.

- **Treten Sie einer Gruppe bei** : Nehmen Sie an Gruppen oder Programmen teil, die sich auf die Herzgesundheit konzentrieren.

- **Arbeiten Sie mit Fachleuten zusammen** : Lassen Sie sich regelmäßig von Ärzten, Ernährungsberatern oder Fitnesstrainern beraten.

7. Behalten Sie visuelle Erinnerungen

Erinnerungen an Ihre Ziele können Ihr Engagement verstärken:

- **Vision Boards** : Erstellen Sie ein Board mit Bildern und Zitaten, die Ihre Ziele für die Herzgesundheit darstellen.

- **Tägliche Affirmationen** : Wiederholen Sie Affirmationen wie „Ich verpflichte mich zu einem gesünderen Lebensstil.“

- **Zielnotizen** : Befestigen Sie Haftnotizen an Ihrem Kühlschrank oder Arbeitsplatz mit Erinnerungen, gesunde Entscheidungen zu treffen.

8. Vermeiden Sie Perfektionismus

Beständigkeit bedeutet nicht, perfekt zu sein. Es geht darum, sich die meiste Zeit an seinen Plan zu halten:

- **Befolgen Sie die 80/20-Regel** : Gönnen Sie sich gelegentlich etwas, während Sie sich 80 % der Zeit auf herzgesunde Gewohnheiten konzentrieren.

- **Üben Sie sich in Selbstmitgefühl** : Verzeihen Sie sich selbst Ihre Ausrutscher und konzentrieren Sie sich ohne Schuldgefühle neu.

9. Bleiben Sie informiert und inspiriert

Wissen und Inspiration können Sie motivieren:

- **Lesen Sie mehr über die Herzgesundheit** : Bleiben Sie über die neuesten Forschungsergebnisse und Tipps zur Erhaltung der Herz-Kreislauf-Gesundheit auf dem Laufenden.

- **Sehen Sie sich inspirierende Geschichten an** : Lernen Sie von anderen, die eine Herzerkrankung erfolgreich rückgängig gemacht oder in den Griff bekommen haben.

- **Überdenken Sie Ihr „Warum"** : Denken Sie regelmäßig über Ihre Gründe nach, der Herzgesundheit Priorität einzuräumen.

10. Bei Bedarf anpassen

Das Leben ändert sich, und das sollte auch Ihr Ansatz zur Herzgesundheit sein. Passen Sie Ihren Plan an neue Umstände an:

- **Bleiben Sie flexibel** : Verschieben Sie Trainingszeiten oder Essenspläne, um Änderungen in Ihrem Zeitplan Rechnung zu tragen.

- **Ziele neu bewerten** : Überprüfen Sie regelmäßig Ihre Ziele für die Herzgesundheit, damit sie relevant und erreichbar bleiben.

- **Suchen Sie professionelle Beratung** : Ziehen Sie Experten zu Rate, um Ihren Ansatz zu verfeinern, wenn Herausforderungen auftreten.

Rückschläge sind ein natürlicher Teil des Weges zum Erreichen langfristiger Ziele, einschließlich der Aufrechterhaltung eines herzgesunden Lebensstils. Ob es sich um eine ungesunde Essenswahl, verpasste Trainingseinheiten oder eine Phase mit hohem Stress handelt, am wichtigsten ist Ihre Fähigkeit, sich zu erholen und neu zu konzentrieren. Wenn Sie lernen, mit Rückschlägen effektiv umzugehen, können Sie Ihren Fortschritt aufrechterhalten, ohne sich entmutigt zu fühlen.

1. Akzeptieren Sie, dass Rückschläge normal sind

Es ist wichtig zu erkennen, dass gelegentliche Ausrutscher zum Leben dazugehören und nicht Ihren Gesamtfortschritt bestimmen.

- **Vermeiden Sie Selbstvorwürfe** : Machen Sie sich klar, dass niemand perfekt ist und ein einzelner Rückschlag Ihre Bemühungen nicht zunichte macht.

- **Ändern Sie Ihre Perspektive** : Betrachten Sie Rückschläge nicht als Misserfolge, sondern als Gelegenheiten zum Lernen und Wachsen.

- **Konzentrieren Sie sich auf das große Ganze** : Erinnern Sie sich an Ihre langfristigen Ziele und daran, wie weit Sie gekommen sind.

2. Identifizieren Sie die Ursache

Wenn Sie verstehen, was zu dem Rückschlag geführt hat, können Sie verhindern, dass er erneut passiert.

- **Auslöser genau bestimmen** : War es Stress, Zeitmangel, emotionales Essen oder sozialer Druck?

- **Muster auswerten** : Überlegen Sie, ob es schon früher zu ähnlichen Rückschlägen gekommen ist und welche Gemeinsamkeiten sie haben.

- **Gehen Sie die Grundprobleme an** : Wenn Sie beispielsweise aufgrund von Stress zu viel essen, konzentrieren Sie sich auf Techniken zum Stressmanagement.

3. Ergreifen Sie sofort Maßnahmen

Je schneller Sie auf einen Rückschlag reagieren, desto einfacher ist es, die Kontrolle wiederzuerlangen.

- **Setzen Sie Ihre Routine zurück** : Kehren Sie so schnell wie möglich zu Ihren herzgesunden Gewohnheiten zurück.

- **Fangen Sie klein an** : Wenn Sie aus Ihrem Trainingsprogramm gefallen sind, beginnen Sie mit einem kurzen Training, um wieder einzusteigen.

- **Machen Sie einen Plan** : Erstellen Sie einen konkreten Aktionsplan, um wieder auf Kurs zu kommen, z. B. die Zubereitung gesunder Mahlzeiten für die Woche.

4. Suchen Sie Unterstützung

Zögern Sie nicht, bei Rückschlägen um Hilfe zu bitten.

- **Sprechen Sie mit einem Freund oder Familienmitglied** : Teilen Sie Ihre Gefühle und suchen Sie Ermutigung bei den Menschen, die Sie auf Ihrem Weg unterstützen.

- **Treten Sie einer Selbsthilfegruppe bei** : Der Kontakt mit anderen, die ähnliche Ziele haben, kann Ihnen helfen, motiviert zu bleiben.

- **Konsultieren Sie Fachleute** : Wenden Sie sich an einen Ernährungsberater, Trainer oder Berater, um fachkundige Anleitung zur Bewältigung von Herausforderungen zu erhalten.

5. Üben Sie Selbstmitgefühl

Für den langfristigen Erfolg ist es wichtig, in schwierigen Zeiten nett zu sich selbst zu sein.

- **Vermeiden Sie negative Selbstgespräche** : Ersetzen Sie kritische Gedanken durch positive Bestätigungen wie: „Ich bin in der Lage, Herausforderungen zu meistern."

- **Feiern Sie kleine Erfolge** : Konzentrieren Sie sich auf das, was Sie richtig gemacht haben, anstatt über den Rückschlag nachzudenken.

- **Erinnern Sie sich an Ihr Warum** : Denken Sie darüber nach, warum Ihnen die Herzgesundheit wichtig ist, beispielsweise um Ihre Lebensqualität zu verbessern oder für Ihre Lieben da zu sein.

6. Passen Sie Ihren Plan an

Wenn ein Rückschlag einen Fehler in Ihrem Plan offenbart, nutzen Sie ihn als Gelegenheit, Ihren Ansatz zu verfeinern.

- **Setzen Sie realistische Erwartungen** : Stellen Sie sicher, dass Ihre Ziele erreichbar und nachhaltig sind.

- **Bauen Sie Flexibilität auf** : Gönnen Sie sich gelegentlich etwas Gutes oder Ruhetage, ohne ein schlechtes Gewissen zu haben.

- **Legen Sie vorbeugende Strategien fest** : Wenn beispielsweise spätabendliches Naschen ein Problem ist, halten Sie gesunde Snacks bereit oder legen Sie eine Essensgrenze fest.

7. Entfachen Sie Ihre Motivation neu

Es kann eine Herausforderung sein, nach einem Rückschlag den Schwung zu verlieren. Entscheidend ist jedoch, Wege zu finden, den Antrieb wieder zu entfachen.

- **Überprüfen Sie Ihre Ziele** : Schreiben Sie Ihre Ziele für die Herzgesundheit auf und erinnern Sie sich an Ihre Fortschritte.

- **Visualisieren Sie den Erfolg** : Stellen Sie sich vor, wie es sich anfühlen wird, Ihre Ziele zu erreichen und welche Vorteile es mit sich bringt.

- **Setzen Sie kurzfristige Meilensteine** : Teilen Sie Ihre größeren Ziele in kleinere, überschaubare Schritte auf, um ein Erfolgserlebnis zu schaffen.

8. Lernen Sie aus der Erfahrung

Rückschläge sind wertvolle Lerngelegenheiten, die Ihre Entschlossenheit stärken und Ihre Strategie verfeinern können.

- **Denken Sie ehrlich nach** : Nehmen Sie sich Zeit, um zu beurteilen, was schiefgelaufen ist und was Sie anders machen können.

- **Entwickeln Sie einen Plan für ähnliche Szenarien** : Wenn Sie beispielsweise aufgrund eines vollen Terminkalenders Trainingseinheiten versäumen, planen Sie kürzere Einheiten oder Übungen zu Hause.

- **Wenden Sie die Lehren für die Zukunft an** : Nutzen Sie die aus Rückschlägen gewonnenen Erkenntnisse, um Ihre zukünftigen Bemühungen zu verbessern.

9. Bleiben Sie positiv

Wenn Sie eine positive Einstellung bewahren, können Sie Herausforderungen leichter meistern und Ihren Weg fortsetzen.

- **Konzentrieren Sie sich auf den Fortschritt, nicht auf Perfektion** : Feiern Sie Ihre Anstrengungen, anstatt sich auf gelegentliche Fehltritte zu fixieren.

- **Umgeben Sie sich mit positiven Dingen** : Beschäftigen Sie sich mit aufbauenden Menschen, Büchern oder Podcasts, die Sie inspirieren.

- **Erkennen Sie Ihre Belastbarkeit** : Erkennen Sie Ihre Fähigkeit, wieder auf die Beine zu kommen und weiter voranzukommen.

10. Bauen Sie ein Sicherheitsnetz auf

Bereiten Sie sich auf zukünftige Rückschläge vor, indem Sie Systeme entwickeln, die Ihnen helfen, auf Kurs zu bleiben.

- **Entwickeln Sie gesunde Bewältigungsmechanismen** : Ersetzen Sie ungesunde Gewohnheiten durch herzfreundliche Alternativen, wie z. B. Sport oder das Führen eines Tagebuchs in stressigen Zeiten.

- **Grenzen setzen** : Lernen Sie, „Nein" zu Situationen oder Lebensmitteln zu sagen, die nicht mit Ihren Zielen übereinstimmen.

- **Halten Sie Notfallwerkzeuge griffbereit** : Bereiten Sie schnelle, gesunde Mahlzeiten oder Snacks vor, wenn Sie wenig Zeit haben.

BONUS

BEISPIEL FÜR EINEN 30-TÄGIGEN ERNÄHRUNGS- UND TRAININGSPLAN FÜR DIE HERZGESUNDHEIT

Dieser detaillierte 30-Tage-Plan bietet Ihnen herzgesunde Mahlzeiten und Übungen zur Verbesserung der Herz-Kreislauf-Gesundheit. Jeder Tag umfasst einen vollständigen Ernährungsplan mit Zubereitungsanweisungen und einer Übungsroutine. Der Plan baut aufeinander auf, beginnt schrittweise und steigert die Intensität, um sowohl Anfängern als auch erfahrenen Personen gerecht zu werden.

Woche 1: Den Grundstein legen

Tag 1

Essensplan

- **Frühstück** : Griechischer Joghurt mit gemischten Beeren
  Zutaten : 1 Tasse griechischer Joghurt, 1/2 Tasse Blaubeeren, 1/2 Tasse Erdbeeren, 1 TL Honig.
  Anleitung : Alle Zutaten in einer Schüssel vermengen und genießen.

- **Mittagessen** : Gegrillter Hühnersalat
  Zutaten : 1 gegrillte Hühnerbrust, 2 Tassen gemischte Blattsalate, 1/2 Avocado, 1/4 Tasse Kirschtomaten, 2 EL Olivenöl, 1 EL Zitronensaft.
  Anleitung : Gegrilltes Huhn und Avocado in Scheiben schneiden. Alle Zutaten mit Olivenöl und Zitronensaft vermengen.

- **Abendessen** : Mit Kräutern gebratener Lachs
  Zutaten : 1 Lachsfilet, 1 EL Olivenöl, 1 TL getrockneter Dill, 1/2 TL Knoblauchpulver, 1/2 Tasse Quinoa, 1 Tasse gedünsteter Brokkoli.
  Anleitung : Lachs mit Olivenöl und Gewürzen einreiben. Bei 200 °C (400 °F) 15–20 Minuten backen. Mit gekochtem Quinoa und gedünstetem Brokkoli servieren.

- **Snack** : Gurkenscheiben mit Hummus

  Zutaten : 1 Gurke, 2 EL Hummus.

  Anleitung : Gurke in Scheiben schneiden und mit Hummus servieren.

Übungsroutine

- **Morgens** : 10-minütiger flotter Spaziergang.

- **Abends** : 10 Minuten leichtes Stretching oder Yoga.

Tag 2

Essensplan

- **Frühstück** : Haferflocken mit Banane und Zimt

  Zutaten : 1/2 Tasse Haferflocken, 1 Tasse Mandelmilch, 1/2 geschnittene Banane, 1/4 TL Zimt.

  Anleitung : Haferflocken mit Mandelmilch nach Packungsanweisung kochen . Mit Banane und Zimt bestreuen.

- **Mittagessen** : Linsen-Spinat-Suppe

  Zutaten : 1 Tasse gekochte Linsen, 2 Tassen Gemüsebrühe, 1 Tasse Spinat, 1/4 Tasse gewürfelte Karotten, 1/4 Tasse gewürfelte Zwiebeln, 1 EL Olivenöl.

  Anleitung : Zwiebeln und Karotten in Olivenöl anbraten. Linsen, Brühe und Spinat hinzufügen. 10 Minuten köcheln lassen.

- **Abendessen** : Gebackenes Hähnchen und Süßkartoffeln

  Zutaten : 1 Hähnchenbrust, 1 mittelgroße Süßkartoffel, 1 TL Paprika, 1 TL Olivenöl.

  Anleitung : Hähnchen und Süßkartoffel mit Olivenöl und Paprika einreiben. 30–40 Minuten bei 190 °C backen.

- **Snack** : Handvoll Mandeln

  Zutaten : 12–15 rohe Mandeln.

  Anleitung : So servieren.

Übungsroutine

- **Morgens** : 15-minütiger Spaziergang oder leichtes Joggen.

- **Abends** : Rumpfübungen (Planks, Sit-ups).

den Tagen 3 bis 7 ähnliche Ernährungspläne mit Variationen unter Verwendung unterschiedlicher Gemüsesorten, magerer Proteine und gesunder Körner wie Quinoa, Naturreis oder Vollkornnudeln . Die Trainingsroutinen sollten eine Mischung aus zügigem Gehen, Stretching und Körpergewichtsübungen umfassen.

Woche 2: Dynamik aufbauen

Tag 8

Essensplan

- **Frühstück** : Omelett mit Spinat und Pilzen
  Zutaten : 2 Eier, 1/2 Tasse Spinat, 1/4 Tasse geschnittene Pilze, 1 TL Olivenöl.
  Anleitung : Spinat und Pilze in Olivenöl anbraten. Eier verquirlen, über das Gemüse gießen und kochen, bis es fest ist.

- **Mittagessen** : Quinoa- und Schwarzbohnensalat
  Zutaten : 1 Tasse gekochter Quinoa, 1/2 Tasse schwarze Bohnen, 1/4 Tasse gewürfelte Paprika, 2 EL Limettensaft.
  Anleitung : Alle Zutaten in einer Schüssel vermischen. Gekühlt servieren.

- **Abendessen** : Gegrillte Forelle mit Spargel

  Zutaten : 1 Forellenfilet, 1 Tasse Spargel, 1 EL Olivenöl, 1/2 TL Knoblauchpulver.

  Anleitung : Forelle und Spargel mit Olivenöl und Knoblauchpulver würzen. 8–10 Minuten grillen.

- **Snack** : Apfelscheiben mit Mandelbutter

  Zutaten : 1 Apfel, 2 EL Mandelbutter.

  Anleitung : Apfel in Scheiben schneiden und mit Mandelbutter servieren.

Übungsroutine

- **Morgens** : 20 Minuten Radfahren oder Joggen.

- **Abends** : Widerstandsübungen (Kniebeugen mit dem eigenen Körpergewicht, Ausfallschritte).

an **den Tagen 9 bis 14** mit neuen Mahlzeitenkombinationen fort und erhöhen Sie die Trainingsdauer schrittweise auf 25 bis 30 Minuten täglich.

Woche 3: Kraft und Flexibilität

Tag 15

Essensplan

- **Frühstück** : Avocado-Toast

  Zutaten : 1 Scheibe Vollkornbrot, 1/2 Avocado, 1/4 TL Chiliflocken.

  Anleitung : Avocado auf Toast zerdrücken und mit Chiliflocken bestreuen.

- **Mittagessen** : Mediterraner Kichererbsensalat

  Zutaten : 1 Tasse Kichererbsen, 1/4 Tasse gewürfelte Gurken, 1/4 Tasse

Kirschtomaten, 2 EL Olivenöl, 1 EL Zitronensaft.
Anleitung : Alle Zutaten mischen und servieren.

- **Abendessen** : Gegrillter Truthahn mit Süßkartoffelpüree
Zutaten : 1 Truthahnbrust, 1 mittelgroße Süßkartoffel, 1 EL Butter, 1/4 TL Zimt.
Anleitung : Truthahn grillen. Süßkartoffel kochen, mit Butter und Zimt pürieren.

- **Snack** : Dunkle Schokolade und Erdbeeren
Zutaten : 1 oz dunkle Schokolade, 1/2 Tasse Erdbeeren.
Anleitung : So wie sie sind zusammen servieren.

Übungsroutine

- **Morgens** : 30-minütiges Aerobic-Training (zügiges Gehen, Joggen oder Schwimmen).

- **Abends** : Flexibilitätsübungen (Yoga oder Tai Chi).

an **den Tagen 16 bis 21** mehr Krafttraining und steigern Sie die Aerobic-Übungen auf 35 Minuten.

Woche 4: Leistung optimieren

Tag 25

Essensplan

- **Frühstück** : Smoothie-Bowl
Zutaten : 1 Banane, 1/2 Tasse gefrorene Beeren, 1/2 Tasse Mandelmilch, 1/4 Tasse Müsli.

Anleitung : Banane, Beeren und Mandelmilch mischen. In eine Schüssel geben und mit Müsli belegen.

- **Mittagessen** : Gegrillter Lachs-Wrap

  Zutaten : 1 Vollkorntortilla, 1 gegrilltes Lachsfilet, 1/4 Avocado, 1/4 Tasse gemischte Blattsalate.

  Anleitung : Zutaten in die Tortilla geben, einwickeln und servieren.

- **Abendessen** : Knoblauchgarnelen mit Wildreis

  Zutaten : 1 Tasse Wildreis, 1/2 Pfund Garnelen, 1 EL Olivenöl, 2 gehackte Knoblauchzehen.

  Anleitung : Reis kochen. Garnelen in Olivenöl und Knoblauch anbraten. Zusammen servieren.

- **Snack** : Gemüsesticks mit Tzatziki

  Zutaten : 1 Tasse geschnittene Karotten und Gurken, 1/4 Tasse Tzatziki.

  Anleitung : Gemüse mit Tzatziki servieren.

Übungsroutine

- **Morgens** : 40-minütiger Lauf oder Radtour.

- **Abends** : Krafttraining mit leichten Gewichten oder Widerstandsbändern.

an **den Tagen 26 bis 30** auf abwechslungsreiche Mahlzeiten und streben Sie 45-minütige Aerobic-Einheiten an. Betonen Sie Beständigkeit und Achtsamkeit, um dauerhafte Vorteile für die Herzgesundheit sicherzustellen.

www.ingramcontent.com/pod-product-compliance
Lightning Source LLC
Chambersburg PA
CBHW081513250726
48659CB00009B/2792